全国高等卫生职业教育创新型人才培养"十三五"规划教材

供医学美容技术等专业使用

美容皮肤治疗技术

主　编　林　蕾　侯慧茹　方丽霖

副主编　陈　敏　喻国华　周丽艳

编　者　（以姓氏笔画为序）

方丽霖　江西卫生职业学院

张伟明　武汉市第一医院

陈　敏　长春医学高等专科学校

林　蕾　宁波卫生职业技术学院

林秉奖　宁波市第一人民医院

周丽艳　江西医学高等专科学校

宗　飞　白城医学高等专科学校

侯慧茹　辽宁医药职业学院

袁　波　宁波大学医学院附属医院

喻国华　江西中医药高等专科学校

华中科技大学出版社
http://www.hustp.com
中国·武汉

内 容 简 介

本书是全国高等卫生职业教育创新型人才培养"十三五"规划教材。

本书在保持知识的系统性基础上,精心设计版面和编写内容,突出实用性和创新性。全书共分十一章:总论包括第一章至第四章,是美容皮肤治疗技术的基础知识部分,重点介绍皮肤的基础知识与美容保健、诊断治疗与实验室技术、理化治疗技术;各论包括第五章至第十一章,重点介绍在医学美容中需要重点了解的皮肤附属器疾病、色素性皮肤病、变态反应性皮肤病、日光性皮肤病、感染性皮肤病、皮肤肿瘤、其他损容性皮肤病。

本书可供高职高专医学美容技术等专业使用,也可作为从事医学美容的医师、护士、技师以及从事美容药物、护肤化妆品的研制、生产和销售工作者的参考书。

图书在版编目(CIP)数据

美容皮肤治疗技术/林蕾,侯慧茹,方丽霖主编.—武汉:华中科技大学出版社,2017.1(2024.8 重印)

全国高等卫生职业教育创新型人才培养"十三五"规划教材. 医学美容技术专业

ISBN 978-7-5680-0532-6

Ⅰ.①美… Ⅱ.①林… ②侯… ③方… Ⅲ.①皮肤-美容术-高等职业教育-教材 Ⅳ.①R622 ②R751

中国版本图书馆 CIP 数据核字(2016)第 305297 号

美容皮肤治疗技术
Meirong Pifu Zhiliao Jishu

林　蕾　侯慧茹　方丽霖　主编

策划编辑:居　颖
责任编辑:罗　伟
封面设计:原色设计
责任校对:马燕红
责任监印:周治超
出版发行:华中科技大学出版社(中国·武汉)　　电话:(027)81321913
　　　　　武汉市东湖新技术开发区华工科技园　　邮编:430223
录　排:华中科技大学惠友文印中心
印　刷:武汉科源印刷设计有限公司
开　本:787mm×1092mm　1/16
印　张:11.5
字　数:302 千字
版　次:2024 年 8 月第 1 版第 7 次印刷
定　价:48.00 元

全国高等卫生职业教育创新型
人才培养"十三五"规划教材
（医学美容技术专业）
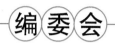

前言

QIANYAN

  本书遵循"三基"(基本理论、基本知识、基本技能)、"五性"(思想性、科学性、先进性、启发性、适应性)、"三特定"(特定的对象、特定的学制和特定的学时限制)的原则,以医学美容技术专业高职(高专)教育为医学美容机构培养保健美容服务人员、医疗美容机构的医疗技术操作人员和医疗美容咨询师的培养目标为依据,针对高职高专学生的特点,充分体现高职高专教育特色,在保持知识的系统性基础上,精心设计版面和编写内容,删繁就简,突出实用性和创新性。对教材的内容选择及序化上进行了调整,力求符合教育教学规律和学生的认知规律,力求使教材成为教师好用、学生爱用、学了有用的好教材。本书重点介绍了常用美容药物的作用、应用、不良反应以及制剂与用法。其特色在于每章设有学习目标和复习思考题,使学生能精准地学习、掌握每一章的教学内容。在书中还增设了实验、实训内容,以提高学生对理论课教学的感性认识,加深和巩固对教学内容的理解和掌握,并以此培养学生的科学作风和实验技能。

  全书共分十一章:总论包括第一章至第四章,是美容皮肤治疗技术的基础知识部分,重点介绍皮肤的基础知识与美容保健、诊断治疗与实验室技术、理化治疗技术;各论包括第五章至第十一章,重点介绍在医学美容中需要重点了解的皮肤附属器疾病、色素性皮肤病、变态反应性皮肤病、日光性皮肤病、感染性皮肤病、皮肤肿瘤、其他损容性皮肤病。其中,第一章绪论由林蕾编写,第二章皮肤基础知识与美容保健由林蕾编写,第三章诊断治疗与实验室技术由袁波编写,第四章美容理化治疗技术由侯慧茹编写,第五章皮肤附属器疾病由陈敏、张伟明编写,第六章色素性皮肤病由周丽艳编写,第七章变态反应性皮肤病由林蕾编写,第八章日光性皮肤病由方丽霖、张伟明编写,第九章感染性皮肤病由宗飞编写,第十章皮肤肿瘤由林秉奖编写,第十一章其他损容性皮肤病由喻国华编写。

  本书在编写过程中,各位编者尽心尽力,感谢大家的辛勤付出。教材编写也得到了所有参编单位的大力支持,编写中参阅了许多相关文献,在此,谨向有关参编单位和作者表示诚挚的感谢。

  本书的编写由于时间短、相关的参考资料少,且编者水平有限,疏漏及不足之处在所难免,敬请各位专家、同仁和学生予以指正。

林 蕾

目录

MULU

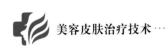

第一章 绪 论

学习目标

掌握：美容皮肤治疗技术的定义。
熟悉：美容皮肤治疗技术的形成与发展。
了解：美容皮肤科工作者的职业素质及其修养。

一、定义

美容皮肤科学是一门新兴交叉学科，是以皮肤病学为基础、医学美学为方向，研究健康及问题皮肤的结构及功能，应用现代医学诊断、治疗和各种美容治疗技术手段，实施改善、修复和塑造人体皮肤健与美的医学学科。美容皮肤科学是结合了皮肤病学、美学、化妆品学、美容治疗技术等学科的产物。

美容皮肤治疗技术是美容医学重要的专业技术学科，是研究和实施对各种损容性皮肤病的治疗技术、治疗药物、治疗方法的一门学科。狭义的定义就是指治疗技术，包括美容激光、强脉冲激光（光子嫩肤）美容文饰技术、美容磨削技术、美容电外科、美容注射、美容外科手术等，主要目的是提高人的生命质量、生存质量和生活质量，能够使皮肤健美，人体的生理、心理处于最佳状态并体现出正能量。

二、研究对象和任务

美容皮肤治疗技术的研究对象主要是人体皮肤的美学，人体皮肤的结构、形态、生理机能，采取化妆品、药物或注射、仪器治疗、手术等措施来维护和重塑人体皮肤的健与美。

美容皮肤治疗技术的任务主要是加强对发生于人体特别是颜面或其他暴露部位的皮肤疾病的预防、治疗的研究，加强对人体皮肤的美学意义、美学特点、美学表征及皮肤审美观的了解，同时加强研究医护人员的审美修养及相关传统和新兴专业知识与技能的教育与培训。

三、形成与发展

随着文化水平及物质生活的不断提高，人们不仅要求有健康的身体，而且要求容貌美丽、仪态端庄，美容皮肤科学从而应运而生，在 20 世纪 80 年代形成一门相对独立的学科，20 世纪 90 年代成立了专业组织，近年来得到了长足的发展。国外起步早、发展快，而我国最近三十多年处于学科发展的初始阶段，落后于国外同行，落后于皮肤科专业的其他领域，落后于美容市场的要求，但是这也意味着有很大的发展空间，前景一片光明，也是适应时代的发展、满足人民的需求、追踪国际发展、领先国内潮流的需要。

四、目前的研究方向

目前研究的重点：对颜面及暴露部位皮肤病的治疗；对亚健康皮肤，如皮肤粗糙、脱水、老化等的修复；形体的重塑，如单眼皮、单纯性肥胖等；改善先天性皮肤病，如先天性鱼鳞病、毛周角化症等的症状；外伤或治疗后缺陷，如瘢痕、色素沉着的处置；对正常皮肤、黏膜、指（趾）甲结构与功能的维护；美容心理咨询。

五、美容皮肤科工作者的职业素质及其修养

美容皮肤科学是人们在物质、文化水平均不断提升的基础上，在科学技术迅速发展的情况之下，为满足大家对自身健美的不断追求而产生的。美容皮肤科工作者除了保障人们的身体健康之外，还直接关系到人们的"面子工程"，所以更需要加强多元性的职业素质及修养的培养，其中包括心理素质、自然素质、社会文化素质，而社会文化素质又包括政治思想观念、道德行为规范、文化科学知识、医学审美素质、医学技能素质等。

职业素养的外延很广，专业是第一位的，但是除了专业，敬业和道德也是必备的，体现在职场上的就是职业素养，体现在生活中的就是个人素质或者道德修养。职业素养是人类在社会活动中需要遵守的行为规范。个体行为的总合构成了自身的职业素养，职业素养是内涵，个体行为是外在表象。

美容皮肤科工作者的工作是对人的身心进行艺术层面的再加工、创造，与一般的艺术创作还是有区别的，后者有可重复性，可以反复重来，而美容皮肤科工作者的工作是以人为艺术创作的对象，要求安全、尽量一次完成，所以更要加强各方面的素养、练技术、修自身，以求不负"美的缔造者"这一光荣称号。

第二章　皮肤基础知识与美容保健

学习目标

掌握:皮肤的基本结构,表皮、真皮的组成,皮纹、皮肤的生理功能,非角质形成细胞、角质形成细胞。

熟悉:皮肤的血管、淋巴管及肌肉。

了解:皮肤、毛发、甲的保健。

第一节　皮肤的结构与组胚

皮肤位于体表,是人体最大的器官,在人体审美方面,皮肤发挥着重要的作用,也是最大的审美器官。皮肤遍布全身,在口、鼻、外阴、肛门等部位移行为黏膜,携带感觉神经末梢,皮肤是人体最大的感觉器官。

成人皮肤的面积是 1.5~2.0 m²,厚度 0.5~4 mm,随年龄、部位不同而不同,其中手掌和足底部最厚为 3~4 mm,眼睑与耳后最薄为 0.5 mm 左右,重量占总体重的 16%。皮肤表面有皮纹。皮肤的颜色随年龄、性别、种族、营养与部位的不同而不同。皮肤共分为三层,分别为表皮、真皮和皮下组织(图 2-1)。表皮为皮肤的最浅层,为角化的复层扁平上皮,人身体各个不同的部位表皮厚薄也不一致。表皮一般分为五层,从内向外分别是角质层、透明层、颗粒层、棘层和基底层,薄者为四层。表皮的细胞分两大类:大多数的角质形成细胞和散在分布于角质形成细胞间的非角质形成细胞。真皮由纤维、基质和细胞组成,内含血管、淋巴管、神经、

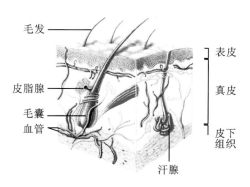

图 2-1　皮肤的基本结构

肌肉和皮肤附属器等,是不规则的致密结缔组织,分为乳头层和网织层,皮下组织主要是由疏松结缔组织和脂肪小叶构成,又称为皮下脂肪层,其间贯穿有汗腺、皮脂腺、毛囊、血管、淋巴管及神经等(表2-1)。

表 2-1　皮肤的基本结构

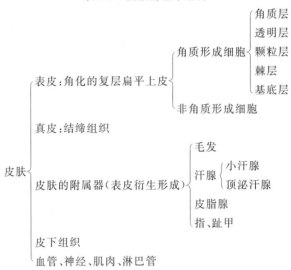

皮肤为人体的暴露部分。从外观上,我们能看见很多深浅走形不一的纹理,称为皮纹,是真皮纤维束的不同排列和牵拉所致。皮肤表面凹陷的部分称为皮沟,隆起的部分称为皮嵴,部分隆起的部分较大,呈三角形、菱形、多边形等不规则的形状,称为皮野。皮肤由表皮、真皮、皮下组织、皮肤附属器及丰富的血管、神经、肌肉、淋巴管所组成。

一、表皮

表皮是皮肤的最外层组织,由角化的复层扁平上皮构成,与外界环境直接接触,在眼、鼻、口、阴道口、尿道口、肛门等处与人体内开口于体表处的黏膜相互移行,是人体最大的保护器官(图2-2)。表皮与真皮之间是由基底膜带相连接,厚度因身体部位的不同而不同。手掌和足底最厚,眼睑与耳后最薄,其他部位略薄。表皮的细胞分为两类:一类是能够经过不断分化生成角质的细胞,称为角质形成细胞,是表皮的主要细胞;另一类是非角质形成细胞,散在于角质形成细胞之间,主要有黑素细胞、朗格汉斯细胞和梅克尔细胞等。

从组织胚胎学来看,皮肤由两种主要成分组成:上皮部分由外胚层分化而来,称为表皮;而结缔组织部分,是由中胚层分化而来。

(一)角质形成细胞

角质形成细胞是由胚胎表面的神经外胚层分化来的,大概占整个表皮细胞的80%～85%,主要作用是产生角蛋白。

1. 基底层

基底层是表皮的最里层,附着于基底膜上,由一层矮柱状基底细胞组成,长轴垂直于基底膜,细胞核位置偏低、深染呈椭圆形,核分裂象较常见,胞质嗜碱性,含丰富游离核糖体,有角蛋白丝,又称张力丝。基底细胞与相邻细胞间以桥粒连接,与基膜间以半桥粒连接。基底细胞是表皮的干细胞,基底细胞不断地分裂增殖并向外推移成棘细胞,棘细胞失去增殖能力并向外推移至角质层,此过程称为表皮的更替,在皮肤创伤愈合中具有再生修复作用,此层又称

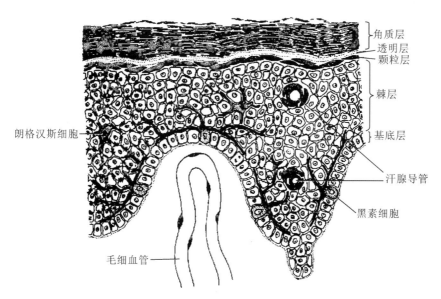

图 2-2 表皮分层和细胞构成模式图

为生发层。基底细胞通过基底层推移到颗粒层的时间是 14 天,从棘层移行至角质层表面至脱落的时间是 14 天,一共 28 天,称之为表皮更替时间,亦称表皮通过时间。表皮细胞在正常情况下增生与抑制比例适度,新生的角质形成细胞与脱落的基本维持平衡,通过基底细胞不断分裂向上移行分化成为皮肤的其他各层细胞,最后到角质层逐渐脱落,已保持正常的新陈代谢。

基底膜带:基底层与真皮交界处呈波浪状,通过一层均质带紧密相连。基底细胞与下方基底膜带之间主要由半桥粒连接。电镜下基底膜带由基底细胞膜、半桥粒、透明层、致密层、致密下层组成。此膜是半透膜,具有选择性渗透作用,可以阻止相对分子质量大于 40000 的大分子物质通过。而表皮内的营养物质、免疫细胞、免疫介质是通过基底膜传递的,代谢废物也是通过这层基底膜进入真皮层的。

(1)基底细胞膜:基底细胞位于真皮侧的细胞膜,厚约 8 nm,半桥粒穿行其中。半桥粒在基底细胞侧借助着附着斑与细胞质之中的张力微丝连接,而透明层侧借助着多种跨膜蛋白相黏附,如同钉子般楔入,起着重要的黏合作用。

(2)透明层:厚 35～40 nm,电子密度低,主要成分是板层素,组成了锚丝和细胞外基质,锚丝穿透透明层进入致密层,起到固定、连接作用。

(3)致密层:厚 35～45 nm,主要由Ⅶ型胶原及少量板层素组成,Ⅶ型胶原分子间互相交叉黏合形成致密的三维网络,稳定性高,是基底膜带的重要支撑组织。

(4)致密下层:也称网板,与真皮间相互移行,界限不清。致密下层主要成分为Ⅶ型胶原,组成锚原纤维,与锚斑相结合,将致密下层与真皮相连,也是表皮与真皮结缔组织黏合的重要结构。

2. 棘层

棘层也称棘细胞层,是表皮最厚的一层,位于基底层上方,由 4～10 层棘细胞组成,多边形,有棘状突起,相邻细胞突起嵌合,以大量桥粒相连,胞质呈弱嗜碱性。合成角蛋白,形成大量角蛋白丝束,与外皮蛋白沉淀使细胞膜增厚。胞质含板层颗粒,分泌后于细胞间隙形成含脂质的膜状物,便于与组织液之间的物质交流。

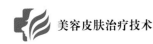

3．颗粒层

颗粒层由3～5层梭形细胞或扁平细胞组成，在掌跖部等较厚的部位可达10层左右，细胞长轴与皮面相平行，而细胞核与细胞器已退化。胞质内板层颗粒增多，含许多透明角质颗粒，呈强嗜碱性。含富有组氨酸的蛋白质，可防止体内水分、电解质的流失，并可防止体外水分及有害物质进入。

4．透明层

透明层仅见于手掌和足底，由2～3层扁平细胞组成，细胞界限不清，呈强嗜酸性，细胞核与细胞器消失，具有防止水、电解质与化学物质通过的屏障作用。

5．角质层

由5～20层已经死亡的扁平角质细胞组成，在掌跖部等较厚的部位可达40～50层，位于表皮最上层，细胞呈嗜酸性的均质状，内充满密集、粗大的角蛋白丝和均质状物质，浅表层细胞连接松散，脱落形成皮屑。细胞膜内面含有一层外皮蛋白，对酸、碱、紫外线、摩擦、微生物有一定的耐力，细胞间隙充满由脂质构成的膜状物。

（二）非角质形成细胞

非角质形成细胞多散在于角质形成细胞之间，胞体外形为树枝状的结构，故又称树突状细胞，主要有黑素细胞、朗格汉斯细胞和梅克尔细胞。

1．黑素细胞

黑素细胞来源于外胚层的神经嵴，胞体散在于基底细胞间，突起伸入基底细胞和棘细胞间，光镜下胞体圆，核深染，胞质透明，电镜下胞质富含粗面内质网、高尔基复合体，有特征性的黑素体，合成黑色素后，转变为黑素颗粒（图2-3）。黑素颗粒转移至角质形成细胞内，黑色素能吸收紫外线，防止表皮深层的幼稚细胞受辐射损伤，同时紫外线也可刺激酪氨酸酶的活性，促进黑色素的生成。人种间皮肤中的黑素细胞无明显的差别，肤色的深浅主要跟黑素颗粒的含量、大小、数量及分布有关，因种族、年龄、性别、部位不同而异，皮肤的颜色主要由黑色、黄色和红色三种色调构成，肤色的深浅由黑素颗粒的多少而定，黄色浓淡取决于角质层的厚薄及组织中胡萝卜素的含量，皮肤上的红色元素是皮肤中隐现的毛细血管的颜色。

2．朗格汉斯细胞

朗格汉斯细胞来源于骨髓的单核-巨噬细胞，散在分布于棘细胞浅层，胞体具有树枝状的结构，是抗原递呈细胞，它是能捕获和处理抗原，形成抗原肽-MHC分子复合物，将抗原肽提呈给T细胞，并激发后者活化、增殖的一类免疫细胞，在对抗侵入皮肤的病原微生物、监视癌变细胞和排斥移植的异体组织中起重要作用。

3．梅克尔细胞

梅克尔细胞来源于外胚层的神经嵴，位于基底层，呈扁平形，带有指状突起伸入角质形成细胞之间，基底部胞质含致密核心小泡，基底面与感觉神经末梢形成突触样结构，是触觉感受器。它的总量不是很多，主要分布在指尖、口、鼻、外生殖器等部位。

二、真皮

真皮由最初位于原肠腔的顶壁，后来位于内外胚层之间的中胚层分化而来，起源最晚，由纤维、基质和细胞构成，还包含有血管、淋巴管、神经、肌肉、皮肤附属器等。真皮包含较薄的乳头层和深厚的网织层两层。真皮的细胞有成纤维细胞、组织细胞、肥大细胞、朗格汉斯细胞、黑素细胞等。真皮的纤维有胶原纤维、弹力纤维和网状纤维。真皮内的基质主要是黏多

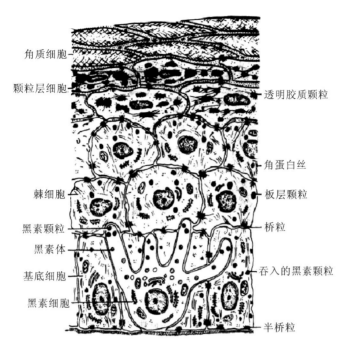

图 2-3 角质形成细胞和黑素细胞超微结构模式图

糖成分。真皮由中胚层分化来的,属于不规则的致密结缔组织,可以分为浅部的乳头层和深部的网状层,两层之间多以乳头下血管网分界,两者之间的分界有时并不一定很清晰。真皮由纤维、基质、细胞成分组成,其中以纤维为主,根据其作用及粗细分为胶原纤维、网状纤维、弹力纤维,其间有少许细胞及基质。基质主要成分是蛋白多糖,多由透明质酸长链和硫酸软骨素支链组成。细胞成分主要是成纤维细胞、肥大细胞、巨噬细胞、淋巴细胞、浆细胞和树枝状细胞等。

（一）乳头层

乳头层由疏松结缔组织向表皮凸入,形成真皮乳头,扩人表皮与真皮间的连接面,形成波浪状结构,有丰富的毛细血管和游离神经末梢,在手指等部位含较多触觉小体。

（二）网状层

网状层为较厚的致密结缔组织,由粗大胶原纤维交织成网和弹性纤维缠绕而成。网状层含丰富的血管、淋巴管、神经,深层有环层小体,耐拉力,赋予皮肤张力和韧性,对外界的损伤有防护作用。

三、皮下组织

皮下组织含有丰富的脂肪细胞,所以又称为皮下脂肪层或脂膜层,解剖学上称之为浅筋膜,是皮肤最下面、最厚的一层。皮下组织主要由成群脂肪细胞组成的脂肪小体和由疏松结缔组织形成的脂肪小叶间隔,期间有较大的血管、淋巴管、神经穿过,毛囊的毛球和小汗腺、顶泌汗腺的分泌部分位于此层。皮下组织细胞可以分为两种,即白色脂肪细胞和棕色脂肪细胞,以前者为主,后者量少,聚集于肩胛上部、胸背部,主要作用是分解代谢过多的血浆中的葡萄糖和脂肪酸而产生热量。皮下脂肪层功能是热的绝缘体,可储备能量,缓冲外部压力,参与体内的脂肪代谢,具有保持皮肤的张力、丰满体型的作用。皮下脂肪层也是皮肤各层中根据不同营养状况而变化最多的一层。

四、皮肤附属器

皮肤的附属器有皮脂腺、小汗腺、顶泌汗腺、毛发、甲等。

(一)皮脂腺

除掌跖和指趾屈面外,皮脂腺遍布全身,头面部、胸背部较密集,被称为皮脂溢出区。多在真皮毛囊与立毛肌夹角内开口,也有独立存在(唇红、口腔黏膜、小阴唇、包皮内侧等处),即直接开口于皮面。皮脂腺没有腺腔,是全浆分泌,细胞成熟后细胞膜破裂,半液态的分泌物均完全排出。皮脂由毛囊排至皮肤表面。皮脂腺的功能是合成和分泌皮脂。

皮脂呈油状半流体态混合物,含有多种脂类,其中50%为甘油三酯和甘油二酯,其次为胆固醇、蜡脂,并带有棒状杆菌等常驻微生物,受雄激素和肾上腺素的影响。

皮脂膜是人体皮肤表面的一种天然乳化脂膜,主要由皮脂腺分泌的皮脂和汗腺分泌的汗液组成,以及乳酸、脂肪酸、蜡类、固醇类、尿素、尿酸、钠、钾、氯及水等。皮脂膜偏弱酸性,健康的皮肤皮脂膜的pH值为4.5～6.5。其作用是滋润皮肤、毛发,防止皮肤水分蒸发。

(二)小汗腺

小汗腺是局部分泌腺,广泛分布于掌跖、面部、四肢、躯干等处,按照分布密度,以掌跖、腋窝、面颈部为多,背部相对较少。而包皮内侧、龟头、小阴唇内侧、阴蒂、唇红、鼓膜、乳头、甲床部位没有小汗腺。小汗腺广泛分布于全身,总数共有160万～400万个,小汗腺受交感神经系统支配,神经介质是乙酰胆碱。主要作用是合成和分泌汗液。分为显性和不显性出汗,出汗可调节体温。

汗液呈弱酸性(pH 4.5～5.5),无色、无味、低渗,99%为水分,其余是溶质,如钠、钾、尿素等。在多汗条件下,脚上的细菌大量繁殖并分解角质蛋白,再加上汗液中的尿素、乳酸,产生脚臭。

(三)顶泌汗腺

以前称之为大汗腺,亦称顶浆汗腺,顶泌汗腺受交感神经系统支配,神经介质是去甲肾上腺素。顶泌汗腺的分泌受性激素的影响,青春期分泌旺盛,顶泌汗腺的分泌物为一种无菌、较黏稠的乳状液体,包括水、蛋白质、糖、脂肪酸等,被细菌分解后可产生臭汗味,具有特殊的臭味是遗传性臭汗症,俗称狐臭。顶泌汗腺分布于腋窝、乳晕、脐周、肛门、包皮、阴囊、阴阜、小阴唇、会阴等处,部分人头面部、躯干也有少量分布,乳晕的墨菲氏腺、眼睑内侧的睫腺、外耳道耵聍腺都是大汗腺的变种,具有顶泌汗腺的基本特征。

(四)毛发

人体绝大多数部位都覆盖有毛发,而掌跖、小阴唇、阴蒂、包皮、阴茎等部位没有毛发,称之为无毛皮肤,其他部位都覆盖有长短不一的毛发,称之为有毛皮肤。毛发由毛囊中角化的表皮细胞构成,呈杆状,斜插入皮肤,可分为以下几类:长毛,如头发、腋毛、胡子、阴毛;短毛,如眉毛、睫毛、鼻毛、外耳道毛;毳毛,如胎儿全身体表白色或半透明的细软毛发。

毛发的结构分为毛干、毛根、毛囊、毛球、毛乳头。毛干是指毛发位于体表皮肤以外的部分;毛根是指毛发位于皮肤以内的部分;毛囊是指毛根周围及下部由结缔组织和上皮细胞组成的膨大部分;毛球是指毛根的最末端增大部分;毛乳头是指毛球下端的凹入部分,为毛球提供营养物质,包括毛细血管、神经末梢、结缔组织。

从毛发的横切面看毛发由内向外分为毛髓质、毛皮质、毛小皮。而毛囊位于真皮和皮下组织中,由内向外分为内毛根鞘、外毛根鞘、结缔组织鞘。

毛发的生长呈周期性,包括生长期(3年)、退行期(3周)、休止期(3个月)(图2-4、图2-5)。全身毛发中约有80%处于生长期,正常人头发的脱落与更替每天50~100根,头发生长速度平均每月1 cm,毛发能够生长的长度与生长期的长度相关,生长期越长生长的长度越长。

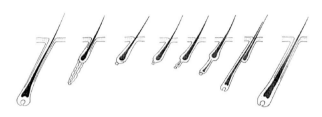

图 2-4 毛发生长周期 A

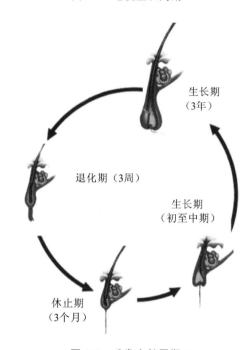

图 2-5 毛发生长周期 B

（五）甲

健康美丽的指甲呈平滑、亮泽、半透明状。甲板是覆盖于指/趾甲末端伸面的由多层角化细胞形成的硬角蛋白性板状结构,它是甲外露的部分,轻度外凸,呈长方形,厚0.5~0.75 mm;甲廓是指甲板周围的皮肤;甲半月是指靠近甲根部位新月形的浅淡色部分,亦称"小太阳";甲根是指甲板延伸到近端皮肤中的部分;甲母质是指位于甲根下部分的皮肤,为甲的生发区;甲床是指位于甲板以下的皮肤。指/趾甲的生长和形状与性别、年龄、营养、环境、生活习惯等相关。一般指甲的生长速度为每3个月生长1 cm,趾甲的生长速度为每6~9个月生长1 cm。

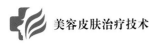

五、血管、淋巴管、肌肉、神经

（一）血管

表皮无血管，所有的营养供应和物质交换都是通过组织液完成的。而真皮及皮下组织有大量的血管丛。真皮中有乳头下血管层和真皮下血管层两层血管丛，即浅丛和深丛，大致呈层状排列，层与层之间有垂直排列的血管相连形成血管襻、吻合支，尤其是指端等部位。这个结构有利于皮肤体温调节功能的实现，当温度高时乳头下血管层舒张、散热增加，温度低时乳头下血管层收缩、散热减少。真皮中的血管层由微静脉、微动脉构成，乳头下血管层相对管径较细密，微动、静脉之间的毛细血管网丰富，真皮下血管层次之。而皮下组织中的血管相对较粗，多为动、静脉并行，横向排列，具有外膜、中膜、内膜三层完整结构。

（二）淋巴管

毛细淋巴管的盲端起源于真皮乳头，逐渐增粗并汇聚成淋巴管网，并与毛细血管网平行排列。淋巴管壁薄，由单层内皮细胞和少量纤维组织组成，而且内部的压力很低，甚至低于组织液的渗透压，所以皮肤中的游走细胞、肿瘤细胞、细菌、组织液等容易进入毛细淋巴管汇入淋巴管、淋巴结再经过胸导管进入颈静脉，最后并入体循环，引起各种免疫反应、肿瘤转移等。

（三）肌肉

皮肤内的肌肉主要是立毛肌，一端起于毛囊的结缔组织鞘，一端连接于真皮乳头层，当一下遇到寒冷物质、空气或精神高度紧张时立毛肌收缩，毛发由斜插变为直立，毛囊周围突起，外表看起来就似"鸡皮疙瘩"。血管壁和汗腺肌上皮细胞、乳晕、阴囊的肌膜等的肌肉组织属于平滑肌。

（四）神经

皮肤内有大量的感觉神经和运动神经，是最末端的感觉末梢和运动终端，它们与中枢神经系统相联系，最终产生相应的感觉、反射和运动。

1. 运动神经

皮肤的运动神经均来源于交感神经节后纤维，小汗腺的分泌细胞受胆碱能神经纤维所支配，而小汗腺的肌上皮细胞受肾上腺素能神经纤维所支配；立毛肌、顶泌汗腺、血管球、血管也是受肾上腺素能神经纤维所支配；面部的眼轮匝肌、口轮匝肌等表情肌受面神经所支配。

2. 感觉神经

皮肤的感觉神经的细胞体位于神经节内，全身大概有 80 万～120 万根感觉神经末梢，分布的密度不一，背部少，头面部、四肢末端较多。而感觉神经对于支配区的营养作用也是非常重要，如三叉神经痛后的神经离断术后易出现营养性溃疡。

皮肤感觉是一个笼统的称呼，皮肤上能分辨出来的感觉包括触觉、压觉、振动觉、温觉、冷觉和痛觉；未引起皮肤变形时产生的是触觉，引起皮肤变形时便产生压觉；触觉、压觉都是被动的触觉；触觉和振动觉结合产生的触摸觉则是主动的触觉。

皮肤的感觉神经末梢是感觉神经元周围突的延伸的最末部分，再与其他结构组成感受器。感觉神经末梢按其结构可分为游离神经末梢和小体感受器（有被囊神经末梢）两类。

（1）游离神经末梢：源于非髓鞘神经纤维，结构简单，较细的有髓或无髓神经纤维的终末部分失髓鞘，裸露的轴突末段分成细支，分布在表皮、毛囊的上皮细胞间，或分布在骨膜、关节囊、肌腱、韧带、牙髓等各类结缔组织内。

（2）小体感受器：因为感受器的末梢外面包裹有结缔组织被囊，所以又称其为有被囊神经末梢。常见的有以下几种。

①触觉小体（Meissner 小体）：主要分布于手指、足趾的掌侧皮肤的真皮乳头内，能够感受触觉，随年龄增长单位面积皮肤上的数量逐渐减少。触觉小体呈卵圆形，长轴与皮肤表面垂直，外包有结缔组织被囊，小体内有许多横列的扁平细胞。有髓神经纤维进入小体时失去髓鞘，轴突分成细支盘包绕在扁平细胞间。

②环层小体（Pacinian 小体）：广泛分布在光滑皮肤，尤其是手指末端、乳房、外生殖器等处，感受压觉和振动觉。体积相对大（直径 1～4 mm），呈卵圆形或球形，小体的被囊由数十层呈同心圆排列的扁平细胞组成，小体中央有一条均质状的圆柱体。有髓神经纤维进入小体时失去髓鞘，裸露轴突穿行于小体中央的圆柱体内。

③鲁菲尼小体（Ruffini 小体）：主要位于较深的组织如关节囊的真皮乳头下层，呈梭形，单个有髓神经纤维进入包膜后分支包绕呈球状，外面包有被囊，为热觉感受器，感受高温引起的刺激。

④皮肤黏膜小体（Krause 小体）：主要位于较深的组织如关节囊的真皮乳头下层，外面包有被囊，为冷觉感受器。

第二节　皮肤的功能

一、保护作用

皮肤覆盖于身体的表面，一方面可防止体内水分、营养物质和电解质的丧失，另一方面有抵御外界环境中不良因素的损害，维持机体内环境相对稳定的作用。

真皮中的胶原纤维、弹力纤维和网状纤维交织成网，使皮肤具有较强的抗拉性和较好的弹性。皮下脂肪具有缓冲作用。皮肤角质层有一定的阻抗能力。皮肤对紫外线有吸收、反射和遮蔽作用，以减轻对细胞的损伤。

二、感觉作用

皮肤中有丰富的功能不同的感觉神经末梢，能感受各种不同的刺激，并将其转换成神经动作电位传至大脑皮层中央后回而产生触觉、压觉、冷热觉、复合感觉、两点辨别觉、定位觉、图形觉以及干、湿、坚硬及柔软感觉等。这些感觉有的通过大脑皮层分析判断，作出有益机体的反应，保护机体免受进一步的伤害，如对烫的回缩反射等。

三、调节体温作用

皮肤在调节体温中起着十分重要的作用。当外界温度或因病体温发生变化时，皮肤和内脏的温度感觉器产生的神经冲动和血液温度的变化作用于下视丘的温度调节中枢，然后通过交感神经调控皮肤血管的收缩和扩张，改变皮肤中的血流量及热量的散发以调节体温，使正常人的体温经常维持在一个稳定的水平。

四、分泌和排泄的作用

皮肤的分泌和排泄功能主要通过汗腺和皮脂腺完成。汗腺包括小汗腺和顶泌汗腺（大汗

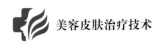

腺),连同皮脂腺均为皮肤的附属器。

（一）小汗腺的分泌和排泄

小汗腺分泌汗液,除口唇、甲床、龟头、包皮内侧、阴蒂外,遍布全身。在正常室温下,只有少数小汗腺处于分泌活动状态,无明显出汗的感觉,又称为不显性出汗,当温度高于 30 ℃或精神受刺激时,汗腺活动增加,排汗明显,称为显性出汗。人体通过出汗的形式降低体温。

小汗腺排汗功能晨间稍高、夜间降低、情绪激动时增加,分泌功能与体温有关。

（二）皮脂腺的分泌与排泄

皮脂腺排泄的特点是以全浆分泌的方式排出,其分泌受内分泌系统的调控,雄性激素可使皮脂腺分泌量增加,雌性激素可抑制其分泌。当体温升高时,分泌量会增多,体温波动 1 ℃,皮脂量变动 10% 左右,皮脂呈半固体状,熔点为 30 ℃,当外界湿度增加时会促进其排出。此外,皮脂腺的分泌还受遗传、年龄、部位、生理周期、性别、24 h 节律、饮食、温度、日晒、皮肤湿度、洁肤方式等诸多因素影响。

五、吸收作用

皮肤能防止水分及某些化学物质进入体内或从体内通过皮肤丢失,也具有一定的吸收外界物质的能力,如药物、化妆品等化学物质接触皮肤进入人体内。如长期大量使用性激素或糖皮质激素制剂可能产生全身性的影响,某些药物(如汞、有机磷等)可经皮肤吸收而引起中毒。皮肤吸收作用主要有以下三条途径:角质层细胞,角质层细胞间隙和毛囊、皮脂腺及汗管口。

（一）皮肤的结构和部位

皮肤的吸收能力与角质层的厚薄、完整性及通透性有关,如角质层变薄,将大大增加皮肤的吸收能力,婴儿吸收作用较成人强,掌跖部吸收能力较身体其他部位弱。一般而言皮肤吸收能力依次为:眼睑、阴囊>上下额>面颊>耳翼>前额>大腿屈面>上臂屈面>前臂>掌跖。角质层损伤吸收能力将增强,角质层越厚吸收能力越差。

（二）皮肤角质层的水和程度

角质层水合状态高,吸收作用强。皮肤浸渍可增强吸收。药物外用时用塑料薄膜包被要比单纯外用者吸收系数高 100 倍,这是由于封包后阻止了局部汗液和水分的蒸发,使角质层水合作用提高,皮肤角质层的含水量从 10%～20% 增加到 50% 左右的结果。

（三）被吸收物质的理化性质

物质的理化性质对吸收率有着重要影响。完整皮肤只能吸收少量水分和微量气体。水溶性物质如 B 族维生素、维生素 C、葡萄糖等不易被吸收,电解质吸收量也很少。对脂溶性的物质吸收良好,如维生素 A、维生素 D、某些糖皮质激素和性激素可经毛囊、皮脂腺吸收。皮肤对油脂类物质有很好的吸收作用,如动物油、植物油及矿物油等,对油脂类吸收强弱顺序为:羊毛脂>凡士林>植物油>液体石蜡。可见皮肤对动物脂肪的吸收能力较强,所以貂油、羊毛脂、豚脂等对皮肤均有良好的吸收滋养作用。皮肤对某些药物的吸收还受药物剂型的影响,同种物质不同剂型,皮肤的吸收率差距甚大。一般吸收顺序为软膏>硬膏>霜剂>粉剂、水溶液。皮肤对某些金属元素(如铅、汞等)有一定的吸收能力,若长期涂抹含铅、汞等重金属的化妆品,经皮肤吸收会造成中毒,出现黑斑和皮疹等。

（四）外界环境的影响

环境温度升高可使皮肤血管扩张、血流速度增加，使渗入皮肤组织内的物质加快弥散，从而使皮肤吸收能力提高。按摩皮肤、敷热膜、蒸汽喷面等均可增高皮肤局部温度，促进营养物质的吸收。

六、代谢作用

皮肤与其他组织器官一起参与整个机体的代谢活动。皮肤内含水量较高，是身体储藏水分的重要器官。皮肤中含有钠、氯、钾、钙、镁、磷、铜和锌等多种电解质，其中以钠和氯含量最高，是细胞外液的主要电解质，钾、钙、镁主要存在于细胞内，钾对维持细胞内外的酸碱平衡及渗透压起着重要作用。表皮内的 7-脱氧胆固醇经紫外线照射后可合成维生素 D_3，对防治软骨病有很重要的作用。

七、免疫作用

表皮与真皮都具有免疫系统的防御功能、自稳功能和免疫监视三大功能。因此，皮肤也构成了具有免疫作用的独特单位，称为皮肤免疫系统。皮肤免疫系统的主要细胞成分有角质形成细胞、朗格汉斯细胞、淋巴细胞和巨噬细胞等。角质形成细胞可以分泌白介素（IL）1、IL2、IL3、IL6、IL7、IL8 等细胞因子，参与皮肤免疫功能的调节，能趋化和激活白细胞。朗格汉斯细胞能结合处理抗原，并能将抗原信息传递给免疫活性细胞，主要是 CD_4^+ T 细胞，以启动免疫反应。真皮的免疫活性细胞主要是淋巴细胞、巨噬细胞和白细胞，同时还发挥免疫监视作用，以识别发生突变的恶性细胞，从而调动各免疫活性细胞效应进行防御直至将其消灭。

第三节 皮肤的线系统

从皮肤的结构与形态来看，我们传统的学习内容就是上述的组织胚胎学、形态结构学知识，然而统观整个皮肤，我们需要学习的还有各种"线系统"，包括皮线、皱纹线、皮肤张力线、Blaschko 线。

一、皮线

从皮肤的外观上能看见很多深浅走形不一的纹理，称之为皮纹，即皮线。它是真皮纤维束的不同排列和牵拉形成的：凹陷的部分称为皮沟，突出的部分称为皮峰，部分隆起的部分较大，呈三角形、菱形、米字形、多边形等不规则形状的部分称为皮野。皮峰上轻度凹陷的小点就是小汗腺在皮肤表面的开口。手指的第一指节屈面的皮线呈区域性平行排列，被称为指纹，比较特殊，除了同卵双胞胎或多胞胎有可能一模一样，其余人都至少有细节上的差异，具有唯一性并终生不变，被作为生物学的识别标志。同时，手掌、足趾的第一指节屈面也有不同的皮线，这些就是外表的线系统。

二、皱纹线

皮肤皱纹线的出现大多数与皮肤老化有关，皱纹线是皮肤上肉眼可见的条带状的皮肤凹陷，一般随着年龄的增加而逐渐增多或加深。根据皱纹产生的原因和是否持续存在等因素，可以将其分为以下几种:动力性皱纹、体位性皱纹和重力性皱纹。

(一) 动力性皱纹

动力性皱纹一般是表情肌收缩、舒张,牵拉皮肤引起的,刚开始的时候表情变化的时候出现,肌肉放松的时候消失,慢慢地肌肉放松后亦不能完全消失。表情肌起止于骨骼的肌肉附着点或筋膜,收缩时肌纤维收缩,被动牵拉皮肤,于皮肤表面形成与肌纤维长轴垂直的形态、方向不同的皱纹。身体过于瘦弱、喜欢过于夸张的面部表情等都会使动力性皱纹提前出现或加深。

(二) 体位性皱纹

体位性皱纹是人体为了适应关节附近等需要较大活动度的部位,在出生时就出现的皱纹,在大幅度运动牵拉时皱纹变平,比如膝部、肘部、腋窝、颈部等处。随着年龄增加会变得更明显或出现色素沉着。

(三) 重力性皱纹

重力性皱纹多在中年后出现,主要是因为肌肉的萎缩、骨骼的变形、脂肪组织因重力作用下移、皮肤弹性降低等原因引起。如:额肌、眼轮匝肌松弛,脂肪堆积出现肿眼泡、三角眼;下眼睑的眶隔萎缩,出现脂肪疝,形成眼袋;颧部脂肪垫下移引起"苹果肌塌陷"等。

三、皮肤张力线

皮肤张力线即皮肤分裂线,是真皮内的胶原纤维按照皮肤张力的方向排列成为平行的束状结构,在身体不同的部位有不同的排列。在胎儿时期,由于身体各部生长速度、各器官的大小比例和位置都在不断发生变化,致使皮肤张力也不断改变,从而使其皮内的胶原纤维走向重新排列,皮肤张力线方向也随之不断发生改变;出生后,肢体各部、各器官的大小比例和位置均不再发生大的变化,真皮内纤维走向恒定,皮肤张力方向不变,皮肤张力线也就不再改变。

胶原纤维在张力线下不规则交织排列,在皱纹线下与表皮平行与皱纹线同向排列;弹力纤维在张力线下与表皮平行与张力线一致和垂直交叉排列,在皱纹线下与表皮垂直排列。按皱纹线做切口符合按皮肤最大张力方向和伤口最小裂开方向的原则及易达到瘢痕胶原纤维与周围结构的一致愈合。

四、Blaschko 线

1901 年德国皮肤科医生 Alfred Blaschko 提出了痣样线的概念,主要是一些特殊的皮肤病沿着体表的某些部位呈线性规律排列。分布特点:头枕部呈漩涡形,颈前部呈 V 形分布,上胸背、腰、臀部呈 M 形,肩背部上肢呈大 M 形,四肢沿着肢体长轴分布。部分先天性或遗传性疾病沿着 Blaschko 线分布,如色素失禁症、线状表皮痣、无色素痣、先天性大疱性鱼鳞病样红皮病等;部分后天性疾病也有部分沿着 Blaschko 线分布,如纹状苔藓、线状扁平苔藓、线状银屑病、线状硬皮病等。

第四节 皮肤的分类和判断方法

把基本健康的皮肤和患病皮肤进行分类,有助于我们保养皮肤和防治皮肤疾病。一般是根据皮脂腺分泌状况和皮肤角质层的含水量,把皮肤分为以下几种类型:油性皮肤、干性皮肤、中性皮肤、混合性皮肤和敏感性皮肤。

一、皮肤的分类

(一)油性皮肤

多见于年轻人、中年人及肥胖者,男性多见,此类皮肤皮脂腺分泌较旺盛,油脂产生多,面部及其他皮脂溢出区皮肤油腻,毛孔粗大,容易藏污纳垢。角质层含水量大多正常,容易发生痤疮、脂溢性皮炎、毛囊炎等疾病。pH 值多<4.5,肤色相对深,对紫外线抵抗力强、弹性好,不易产生皱纹。

1. 特点

(1)油脂分泌旺盛,皮肤多比较厚且粗糙,容易积累油垢。

(2)容易患痤疮,遗留炎症后色素沉着、凹陷性瘢痕。

(3)皮肤不容易衰老。

(4)化妆时容易脱妆。

(5)皮肤检测仪检查:油腻反光、皮丘皮嵴起伏小、纹理不大清晰,可见扩张毛孔、白头、黑头。

2. 分类

(1)典型油性皮肤:具有上述典型特征,皮肤粗厚油腻,毛孔阻塞。

(2)超油性皮肤:比典型油性皮肤的油脂分泌量更甚,更容易积累油垢。

(3)偏油性皮肤:夏季油脂分泌量较多,其他季节趋于中性或干性。

(4)缺水油性皮肤:角质层含水量少于正常,油脂分泌却很旺盛,毛孔阻塞,但皮肤表面干燥脱屑。用水分油分测试仪检查发现,油分明显高于正常值。

(二)干性皮肤

与油性皮肤相反,可见于各个年龄段,幼儿、老年人、中年女性多见,此类皮肤皮脂腺分泌较少,油脂产生不足,面部及其他皮脂腺分泌少的区域表现为皮肤较薄、干燥脱屑,角质层含水量低于正常,约 10%,容易发生细纹、色素沉着等皮肤问题。pH 值多>6.5,肤色白,对紫外线抵抗力差、弹性差,容易产生皱纹。

1. 特点

(1)油脂分泌不足,皮肤多比较薄且细腻,容易干燥脱屑。

(2)对外界刺激敏感,容易有色素斑、细皱纹。

(3)皮肤容易衰老。

(4)皮肤检测仪检查:白色细条纹、脱屑、皮丘皮嵴起伏大、纹理清晰,皮肤薄,可见毛细血管扩张。水分油分测试仪检查可见水分、油分均低于正常值。

2. 分类

(1)典型干性皮肤:具有上述典型特征,皮肤薄、干燥脱屑。

(2)偏干性皮肤:缺水,油分分泌不足,夏季好转,冬季明显。

(3)脱水性干性皮肤:严重缺水,油分分泌过少,明显干燥、脱屑,无光泽、枯槁。

(三)中性皮肤

介于干性皮肤和油性皮肤之间,是最健康的皮肤类型,可见于婴幼儿、发育前的少男少女,极少能保持到成年。此类皮肤皮脂腺分泌及水分分泌适中,皮肤厚薄适中、光滑细腻、弹性好、有光泽。随着各个季节的变化皮肤的油脂、水分能够及时调节,可能略偏油性或偏干性。pH值多在4.5~6.5之间,肤色白里透红,对紫外线有一定抵抗力。

1. 特点

(1)皮脂分泌及水分分泌均衡,皮肤细腻,皮肤厚薄适中。

(2)不油不干,不易敏感,毛孔不明显。

(3)不容易老化。

(4)化妆时不容易脱妆。

(5)皮肤检测仪检查:皮丘皮嵴分布整齐、纹理清晰,皮肤厚薄适中。水分油分测试仪检查:水分、油分均在正常范围。

2. 分类

(1)婴幼儿中性皮肤:皮肤细腻、光滑,容易长湿疹、痱子。

(2)少儿中性皮肤:皮肤细腻、有光泽,弹性好、白嫩。

(3)少年中性皮肤:皮肤细腻、有弹性,相对耐晒。

(4)成人中性皮肤:皮肤细腻、有弹性、纹理清楚,油分、水分分泌随季节变化而变化。

(四)混合性皮肤

干性和油性或中性皮肤的混合皮肤类型,大多在皮脂溢出区为油性,即面部"T"带,如额头、鼻尖、鼻翼、鼻两旁的面颊、鼻唇沟、下颏中部,在耳前、两颊外侧等其他部位表现为干燥、缺水、脱屑等干性皮肤。或者中性皮肤与上述两者相混合。

1. 特点

本类型的皮肤具有干性和油性皮肤的双重特征,例如缺水、干燥、细纹和皮肤油腻、有油垢、毛孔阻塞等相混合。人群中这一类型者是最多的,广泛分布于幼儿至老年人群。面部"T"带或三角区一般呈油性,眶周、耳前、颊部为干性皮肤。中年多见,南方较多。在皮肤镜或皮肤测试仪下,可见粉刺、红斑、炎性丘疹、丘疹、脓疱、色素斑、皱纹或其他瑕疵。

2. 分类

混合性皮肤的混合方式多种多样,包括不同类型、不同部位、不同的区域面积。根据各个区域分界是否明显将皮肤分为整体混合性与区域混合性,而后者又分为典型混合性、混合偏油性和混合偏干性。

(1)典型混合性皮肤:此型皮肤表现为面部"T"带与周边的干性皮肤反差较大,油性区皮肤油腻、毛孔粗大、易有白头黑头,干性区则表现为干燥缺水,两者过渡很明显。

(2)混合偏油性皮肤:此型皮肤表现为大多数皮肤呈油性,仅仅眶周、耳前、额部上方等部位为干性。

(3)混合偏干性皮肤:此型皮肤表现为大多数皮肤呈干性,仅仅眉间、鼻翼旁等部位呈油性。

(五)敏感性皮肤

多见于系统性过敏体质者,皮肤的敏感性只是全身性过敏的一部分,还表现为其他系统的超敏反应,如哮喘、过敏性鼻炎等。敏感性皮肤可能对一种或几种理化刺激较敏感,包括化妆品、日光照射、冷热气候交替变换、花粉等。受到上述一种或多种变应原的混合刺激后,面部甚至全身各处皮肤就会出现红斑、斑丘疹、水疱、结痂等。随着世界工业化进程的发展,过敏人群日益增加。而女性皮肤相对娇嫩，又容易受月经周期的影响，月经来潮前一周容易变得比平时敏感。

敏感性皮肤的特点：

（1）皮肤多比较薄，毛细血管扩张多见，很容易出现潮红。

（2）各种理化刺激均容易造成皮肤敏感，如化妆品（护肤类、防晒类、清洁类、彩妆，各种功能性化妆品等）、化学物质（洗涤剂、装修材料、生活用品）、生物刺激（花粉、芒果、菠萝、海鲜、动物毛发、昆虫）、物理因素（冷热交替、季节变换、紫外线侵害、金属物（硫酸镍等））。

（3）皮肤耐受力很差，轻微的刺激就会出现问题，痊愈时间较长。

（4）皮肤测试仪检查：皮肤薄、干燥，毛孔可能会粗大，皮纹、皮嵴加深，可见扩张的毛细血管。

二、鉴别皮肤类型的方法

皮肤类型的鉴别是我们治疗皮肤疾病和进行皮肤基础保养的基础步骤，以下的方法均简单易行，部分有量化指标，可以根据它们来判断。可能使用不同的方法鉴别会稍有差异，大家可以根据具体情况综合分析。

（一）目测法

用眼镜仔细观察皮肤的油腻程度、分布范围、面积大小，以及根据皮肤的弹性及损容性皮疹来判断。最好是在自然光下，不要太阳直射。必要时可以通过手指触诊帮助体验。

（二）纸巾法

前一天晚上睡觉前使用中性洗面奶仔细洁面，然后不使用护肤品睡觉，第二天晨起后立即用薄的吸水性、吸油性好的纸巾分别于下颌部、两颊近鼻旁处、额头处铺平，仔细轻轻按压，留纸 2 min（一定要用压，不是擦），然后取下纸巾后看油点，计数。

（1）中性皮肤：纸片上的油点为 2～5 个/cm²。

（2）油性皮肤：纸片上的油点多于 5 个/cm²。

（3）干性皮肤：纸片上的油点少于 2 个/cm²。

（三）洗脸法

晨起用中性洗面奶仔细洁面，然后不用护肤品，开始计时，根据清洁后面部皮肤变得不紧绷的时间来判断皮肤的类型。

（1）中性皮肤：晨起洁面后面部皮肤变得不紧绷的时间为 30 min。

（2）油性皮肤：晨起洁面后面部皮肤变得不紧绷的时间为 20 min。

（3）干性皮肤：晨起洁面后面部皮肤变得不紧绷的时间为 40 min。

（四）仪器法

（1）放大镜：一般使用放大 4～10 倍的放大镜，配合灯光仔细观察皮肤的毛孔、油腻程度、鳞屑、白头、黑头、毛细血管扩张等情况。

（2）水分油分测试仪（图 2-6）：装好电池，打开开关，触头直接接触皮肤，一般的厂家提供的都是自动出数据，也有一次性就能测出水分和油分两个数值。通过这两个数据就可以简单判断皮肤角质层的含水量和油脂分泌量。

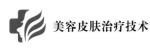
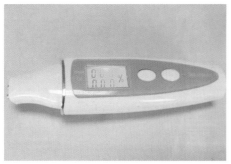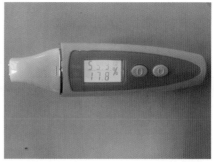

图 2-6　水分油分测试仪

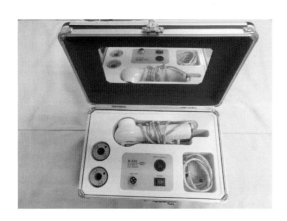

图 2-7　皮肤测试仪

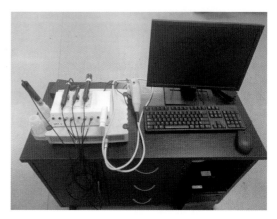

图 2-8　微电脑皮肤测试仪

（3）微电脑皮肤测试仪（图 2-7、图 2-8）：微电脑皮肤测试仪亦称毛发成像检测仪，是采用新式的冷光源、利用光纤显微技术，通过彩色银幕显现出高效清晰的可视相片，可以清晰地看到皮纹、皮嵴、毛囊开口、黑头白头，毛细血管扩张、头发的毛鳞片等，并且可以拍照片留存，用于日后对比（中性皮肤（图 2-9）、油性皮肤（图 2-10）、干性皮肤（图 2-11）、敏感性皮肤（可见皮肤薄、血管外显）（图 2-12））。

图 2-9　中性皮肤

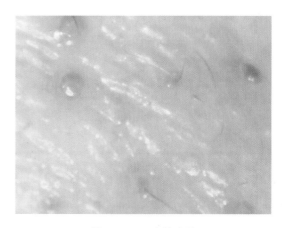

图 2-10　油性皮肤

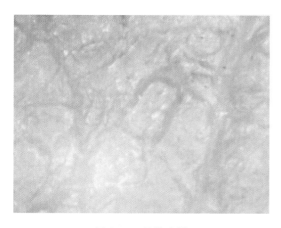

图 2-11 干性皮肤

图 2-12 敏感性皮肤

第五节 皮 肤 保 健

一、皮肤护理

皮肤覆盖于我们全身的表面,它是人体最大的器官,既是身体的天然屏障,也是一个审美器官。表皮的光润性、真皮的弹性和皮下组织的软垫样作用,形成和保持人体健美的外形,传递美丽信息。皮肤是人体健康的一面镜子,从这面镜子可以反映出健康人皮肤是细腻红润,富有光泽和弹性的,而肝病患者表现为肝病面容,多见于慢性肝炎和肝硬化患者,此类患者多表现为皮肤干燥、面色灰暗黝黑,面部及其他暴露部位的皮肤色素沉着,尤其是眼眶周围的色素沉着更为明显,可表现为"熊猫眼"。肾病患者皮肤灰暗,早期还可以出现红斑、灼伤样水疱、出汗异常,多表现为上肢躯干异常多汗,还可伴有全身干燥、明显瘙痒,或多发性毛囊炎。糖尿病患者的皮肤也有瘙痒,易患感染性疾病。肿瘤患者的皮肤会有一些特异性的改变等。

皮肤状况跟一个人的情绪变化息息相关,当人们心情愉悦的时候,皮肤是容光焕发、红润有光泽的,反之,当人们精神压力大,消沉不振的时候,皮肤就会发暗,发黄,粗糙,无光泽,容易出现痤疮等疾病。

随着物质水平的提高,人们除了对皮肤的基本健康需求外,对美丽的追求也进一步加强了。各种各样的护肤化妆品、功能性产品、美容院产品等层出不穷,使人目不暇接,得了"选择困难症"。因此,我们应先了解一下保养皮肤的基础知识。

(一)皮肤的时间代谢

皮肤有规律的分裂繁殖、更新代谢的能力,新陈代谢的速度在夜间较快,所以深度睡眠有使皮肤恢复光泽和弹性的功能。经过了白天的紧张工作学习,晚上皮肤排出废物、新陈代谢的工作就开始加速进行,补充营养和自我修复,以保证皮肤细胞的良好状态。

熬夜是健美皮肤的大敌,一般认为睡眠时间每天以 $6 \sim 8$ h 最为适宜,而晚上 10 点到凌晨 2 点尤为重要,完全放松的睡眠可以使皮肤达到休息的目的,从而使皮肤健美。另外,夜间喝咖啡也是美容的大敌,因为这样会使人兴奋,导致睡眠不足。当睡眠不足时,副交感神经功能减退,抑制了胃肠运动与血液循环,因而使皮肤粗糙。

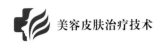

抽烟亦是健美皮肤的大敌之一,尤其是女性。经研究发现,烟雾中的尼古丁和其他对机体有影响的产物可以收缩面部毛细血管,使胶原蛋白的产生和修复变慢,并且可能会影响睡眠质量,久而久之,会影响皮肤的新陈代谢。

另外,最新研究成果表明,正确的睡眠姿势能减少或消除面部皱纹,其具体方法:坚持仰面睡觉,而不是侧着睡,面部皱纹产生就会减缓,用低矮的枕头睡觉对减少颈纹产生的效果也不错;仰面睡觉时,人们面部肌肉呈放松状态,侧着、趴着睡时,面部皮肤就会被压皱或过度牵拉;而如果枕头过高,头部与颈部的角度就会变小,时间长了就会出现双下巴或很明显的颈纹。

还要注意补充适量的水分、微量元素、维生素和脂肪等。作为人体的一部分,皮肤的代谢是全身新陈代谢活动的重要参与者。皮肤中有大量的水分和脂肪,它们不仅维护着皮肤外观的丰满润泽,补充血液中的水分或贮存人体多余的水,还能为整个机体活动提供储备的能量。

（二）皮肤 pH 值的调节

人体皮肤表面由于出汗和代谢废物的排泄、细菌的分解,会留存尿素、尿酸、NaCl、乳酸、氨基酸、游离脂肪酸等酸性物质,所以皮肤表面常显弱酸性。正常皮肤表面 pH 值为 4.2～7.0,健康的东方人皮肤的 pH 值应该在 4.5～6.5。

皮肤处于吸收营养的最佳状态要求皮肤在正常的 pH 值范围内（弱酸性）,此时皮肤抵御外界侵蚀的能力及角质层含水量、弹性、光泽度等都处于最佳状态。可见调节 pH 值对保养皮肤是至关重要的,如护肤品的 pH 值为 5～7,肥皂制品 pH 值多为 8～10,而中性肥皂的 pH 值为 7 左右,收敛性化妆水制品 pH 值为 4～5,洗面奶的国家标准规定 pH 值为 4.5～8.5。

皮肤的中和是指皮肤表面的弱酸环境对酸、碱均有一定的缓冲能力。皮肤对 pH 值在 4.2～6.0 范围内的酸性物质有一定的缓冲能力,称为酸中和作用,皮肤对碱性物质的缓冲作用,称为碱中和作用。而当皮肤表面受到酸性、碱性护肤品或洗涤用品的刺激而改变 pH 值时,酸性的皮脂膜也有能力在短时间内,把皮肤表面的酸碱度、皮肤滋润度调整回原来的状态。若超出这个范围,皮肤 pH 值长期在 4.2～6.0 之外,皮肤的酸、碱中和能力就会减弱,皮肤类型就可能会改变,逐渐导致皮肤受损和衰老过程加剧。因此护肤品和其他的保养品应该使皮肤 pH 值保持在 4.2～6.0,皮肤才会表现出最佳状态,才能抵抗容易造成过敏的过敏源,真正达到健美的状态。如果皮肤的中和能力较弱,就算当时 pH 值很低,也会因中和不了碱性刺激而过敏,容易受外界化学刺激的伤害而出现潮红、炎症及各种皮肤损害。另外,皮肤表面的弱酸环境还能够抑制某些致病微生物的生长。因此,任何一种护肤方式,都不能违背尽量维持皮肤的正常 pH 值和皮肤的中和能力这一原则。

皮肤对"水包油"和"油包水"的护肤品,即冷霜和雪花膏的中和能力较强;相反,对肥皂、美白粉类制品的缓冲中和能力相对差。因此,如果经常使用碱性肥皂和碱性护肤品时,皮肤容易出现问题,尤其是皮肤粗糙、多汗的人,其皮肤的中和能力相对较弱,更不宜多使用碱性化妆品。而具有弱酸性而中和作用较强的化妆品对塑造健美皮肤是最好的。

（三）分类皮肤的保健

1. 干性皮肤

保养重点:干性皮肤的水分、油分均不足,干燥、粗糙,缺乏弹性,容易产生皱纹和老化,应该多做补水按摩,促进局部血液循环,多进食水果、蔬菜,注意补充皮肤的水分和营养成分,调节水油平衡。

护肤品选择:应该多使用补水滋润的修护霜和营养霜,恢复皮脂膜,不要过于频繁沐浴及过度使用洗面奶、去角质护理,注意护理及使用保持营养型的产品,选择非泡沫型、碱性度较低的清洁产品及带保湿功能的化妆水。

2. 中性皮肤

保养重点:水分、油分适中,皮肤酸碱度适中,皮肤光滑、细嫩、柔软、有弹性,这种皮肤一般夏季易偏油,冬季易偏干。注意按照季节进行清洁、爽肤、润肤以及按摩的护理,以及补水、调节水油平衡的护理,保持皮肤的良好状态。

护肤品选择:根据人们的年龄、性别、季节来选择,夏天选择亲水性护肤品,冬天选择滋润性护肤品,可供选择范围广,应该是最容易保养的皮肤类型。

3. 油性皮肤

保养重点:油性皮肤的油脂分泌旺盛,T带油光明显、毛孔粗大,常有白头、黑头,皮肤厚而粗糙,容易生痤疮,应该随时保持皮肤洁净清爽,少吃油腻食物、糖、咖啡、辛辣等刺激性饮食,多吃维生素丰富的食物增加皮肤抵抗力,注意控制油分的过度分泌、补水及皮肤的深层清洁。

护肤品选择:选择清爽少油、抑制皮脂分泌、有收敛作用的护肤品。要适度地保湿,白天用温水洗面,选用适合油性皮肤的洗面奶,保持毛孔的畅通和皮肤清洁。痤疮处不要使用厚重油腻的化妆品及彩妆,化妆用具应该经常清洗或更换。

4. 混合性皮肤

保养重点:同时具有油性皮肤和干性皮肤的特征,应该按偏油性、偏干性、偏中性皮肤分别按部位处理,在使用补水护肤品时,先滋润较干的部位,其他部位也要适量补充,而补充营养成分、调节皮肤酸碱平衡也很重要。

护肤品选择:夏天选择油性皮肤的护肤品,冬天选择干性皮肤的护肤品。注意分区域保养皮肤。

5. 敏感性皮肤

保养重点:敏感性皮肤皮脂膜薄、敏感,皮肤自身保护能力较弱。应经常对皮肤进行保养:洗脸时水温适中,要用温和非皂基洗面奶洗脸,并要减少使用清洁产品的频度。出门时可选用低敏性防晒霜,以避免紫外线对皮肤的损害;晚上,可用营养型化妆水补充皮肤的水分和营养。在饮食方面要少吃易引起过敏的食物,当皮肤出现过敏后,要立即停止使用所有护肤品、彩妆,对皮肤进行观察和保养护理,必要时及时就医。

护肤品选择:新化妆品使用前应先进行过敏性试验3~7天,在没有过敏反应的情况下才可使用。忌使用劣质化妆品或同时使用过多品种的化妆品,不能用含香料过多及pH值不合适的护肤品,可选择适用于敏感性皮肤的化妆品,更不要频繁更换化妆品。

(四)晒伤后皮肤护理

急性晒伤(日光性皮炎)是皮肤的急性炎症,及时脱离日光照射、加强冷敷是最有效的处理办法。日晒后感觉到皮肤灼热、瘙痒就应该立即进行冷敷,以降低皮肤温度,收缩毛细血管,减轻皮肤细胞损伤。冷敷越早越好,轻微晒伤用冷牛奶外敷效果更好,对皮肤具有消炎收敛的作用。停用平时的化妆品,可以使用晒后修复的功能性护肤品。

(五)护肤品的注意事项

(1)表面活性剂是洗面奶的主要有效成分,氨基酸表面活性剂为天然成分,成分本身可调整为弱酸性,对皮肤刺激性很小,是目前高级洗面奶的主要清洁成分,价格昂贵。对皮肤的伤害很小,可以长期使用。

（2）清洁产品的质量主要取决于清洁有效成分,添加物如高效保湿因子、维生素 E,理论上可以增加皮肤水分,而化妆品工程师的建议是,如果皮肤比较敏感或干性,保湿前应使用相对单纯的清洁产品,再使用保湿护肤品。

（3）高级的洁面产品泡沫细腻,涂抹后感觉轻柔,一般不能有拉丝和啫喱的感觉,清洗后皮肤清爽而不紧绷。

（4）油性皮肤、黑头皮肤、痤疮皮肤建议用洗面奶按摩 1 min 左右,其他类型的皮肤洗脸的时间不宜过长,不然会损害皮肤的表面皮脂膜和表层角质细胞。建议使用 37 ℃温水洗脸,因为当皮肤有一定湿度、温度时,护肤品的吸收最好,而冷水不易清洁皮肤,护肤品吸收会变慢,而过热的水清洁皮肤会造成脱脂作用过强,不建议干性和敏感性皮肤者使用。

（5）不要频繁地更换护肤品的品牌,因为各种品牌的洗面奶的成分、酸碱值有所不同,每换一次皮肤就必须经历一个适应期,如果酸碱度反差太大,甚至会出现皮肤疼痛或脱皮的现象。如果是敏感性皮肤就更加要注意。

（6）补水不应使用过度油腻的护肤品,油腻产品不但会引起毛孔粗大,使油脂分泌过度的皮肤毛孔阻塞,形成痤疮,而且其他类型的皮肤也容易产生"脂肪粒"（粟丘疹）,影响皮肤的整体美观。

（7）防晒霜的选择也很重要,一般要涂足够的厚度,2 h 重复一次。如果去海边游泳,应该使用抗水抗汗型防晒霜。应该选择同时具有 SPF、PA 的防晒用品,而且 SPF 指数不是越高越好,太高的会比较油腻而且增加过敏机会。

二、毛发护理

（一）头发的类型

头发的类型即头发的天然状态,主要由身体产生的皮脂量决定,不同的发质有不同的特性,还包括头发的粗细、弹性、颜色、润泽度、气味等。了解了头发的性质才能更好地护理头发,选择适合的洗发、护发方法,使头发健康美丽。

1. 干性发质的特点

干性发质由于皮脂分泌不足,头发角蛋白缺乏水分,或经常烫染,导致干性发质的头发油脂少、头发干枯、无光泽、容易打结缠绕,尤其在湿的情况下难于梳理,头皮干燥,容易有头皮屑,头发僵硬、弹性较低,其弹性伸展长度往往小于 25%,头发的发梢逐渐变细、发梢开叉。

2. 油性发质的特点

油性发质皮脂分泌过度,头发细软而脆弱、油腻,虽然油脂可以保护头皮、头发,但是外观油腻,需要经常清洁,一般洗头后第二天发根已出现油垢,会出现软塌,黏层一条一条的。这是因为单位面积上的毛囊较多,皮脂腺同样增多,分泌皮脂也多,相对地每根毛发上接受的油脂就会更多。

3. 中性发质的特点

中性发质油脂分泌正常,不油腻、不干燥,滑顺柔软有光泽,仅有少量头皮屑。如果没有过度烫染头发,就能够保持原来的发质。这是最为理想的一种发质。

4. 混合性发质的特点

混合性发质是头皮油但头发干,是一种靠近头皮 1 cm 左右以内头发有很多油,越往发梢越干燥甚至开叉的混合状态。多由于体内的激素水平不稳定,引起多油和干燥并存的现象。而过度进行烫染、头发护理不当,也会造成发丝干燥但头皮仍油腻的混合状态。

5. 受损发质的特点

此种类型的头发多是由于过度进行烫发染发、护理不当引起,也可能是应用洗发、护发产品不当引起。表现为油脂分泌不平衡,手感粗糙、发梢开叉、干枯,容易折断,头发生长速度可能减慢。

（二）头发的护理

1. 干性发质的护理

（1）使用含有丰富营养的洗发水、护发素,由于皮脂分泌不足无需天天洗发,一般每5～7天洗1次。

（2）每周做1～2次焗油。

（3）避免日光暴晒,要用有防晒成分的护发和补水产品。

2. 油性发质的护理

（1）注意经常清洁头皮,夏天可以每天洗,冬季可以拉长至2～3天。

（2）不要用过热的水洗头发,以免更加刺激油脂的分泌。

（3）护发素只宜涂在发干上,不要抹在头皮上,以免刺激头皮。

（4）不要经常用发刷粗暴梳头,宜以发梳代替发刷,只轻轻梳理发丝。

3. 中性发质的护理

（1）洗发时多进行头皮按摩,使血液循环良好,油脂可以滋润到发尾。

（2）定期修剪,保持秀发营养充足。

（3）不要过度进行烫染头发。

4. 混合性发质的护理

（1）注意头部按摩,集中修护发干,避免头发开叉或折断。

（2）停止烫染发,修剪干枯发梢,让头发保持良好状态。

（3）选用保湿型护发素。

（4）注意饮食,少食油腻食品,可以适当增加黑色食品的摄入量。

5. 受损发质的的护理

（1）停止烫染发,修剪干枯发梢。

（2）选择适合的洗发、护发产品。

（3）防止日光暴晒,游泳时注意不要到氯气浓度较高的泳池。

三、指甲护理

手是女性的第二张脸,而指甲在手的顶端,非常引人注目,所以指甲的养护非常重要,如果指甲顶端破损,形状与手型、手指的形状不搭,甲油斑驳,死皮翘起,与健美的皮肤就有差距了。以下是日常甲护理的基本步骤。

（1）准备工具:软化死皮的软化剂,令甲面平滑光泽的抛光棒,磨甲棒,锉甲棒,棉花棒,温热肥皂水、洗甲水,润肤霜,死皮推,死皮剪,透明的指甲亮油,隔离彩色油色素的底油,滋养甲床防止倒刺的营养油、指甲油。

（2）清洗:用棉花棒蘸上洗甲水,然后仔细地卸除原本的指甲油。清洗指甲油时动作要轻柔,并保证将指甲边缘的每个角落都清洗干净。选择洗甲水时应以味道纯正、使用后指甲光滑不毛糙为宜。

（3）磨轮廓：使用指甲锉的大颗粒面，把指甲磨到距离指腹 3～4 mm 的长度，并使指甲呈椭圆形或方形。形状要配合手型、手指设计。

（4）修边廓：使用指甲锉的小颗粒面，将指甲轮廓一些细小的不光滑的地方仔细磨平。

（5）浸泡：指甲轮廓打磨完毕以后，将手浸泡在温热的肥皂水中，大概需要几分钟时间。在温热的肥皂水中浸泡了一段时间以后指甲周围的皮肤组织会变柔软，然后我们就可以去死皮了。

（6）去死皮：将软化剂涂在甲周，等死皮及周围组织软化后，用死皮推顺着指甲与甲小皮连接的凹缝轻轻地将死皮往下推，用死皮剪仔细修剪死皮。

（7）抛光：用抛光棒将指甲表面无光泽的角质层轻轻地磨掉，打滑时力度要轻柔，将指甲磨到平滑程度即可，不要过度打磨。

（8）上营养油：用棉花棒蘸上指甲营养油，轻轻地擦拭指甲根部，营养油可为指甲提供营养，使之不易折断。

（9）底油：用棉花棒沾上底油，轻轻地擦拭整个甲板。

（10）指甲油：选择合适的颜色、质地、贴花等。

（11）透明的指甲亮油：作用是保护指甲油不受轻度刮擦的破坏，保持色泽艳丽。

如果不上指甲油，可以省略第 9、10、11 步骤，也可以在第 8 步骤之后直接进行第 11 步骤。

第三章 诊断治疗与实验室技术

学习目标

掌握:原发性损害和继发性损害的定义与形态学特征、外用药的治疗。

熟悉:皮肤常见的病理变化特点、斑贴试验。

了解:皮肤的自觉症状、医学护肤品的特征和分类。

第一节 诊 断

症状是患者能主观感受到的不适感觉或病变。症状是临床诊断疾病的主要依据或线索,也是反映病情的重要指标。皮肤病的症状就是皮肤病的临床表现,可分为自觉症状和他觉症状两类。

一、自觉症状

自觉症状亦称主观症状,如瘙痒、疼痛、烧灼感及麻木等。通常自觉症状轻重与疾病的性质、严重程度和个体感受的阈值有关。

（一）瘙痒

当皮肤的神经受到轻微的刺激时瘙痒发生,是皮肤病最常见的自觉症状,可轻可重,可为阵发性、间断性或持续性,也可为局限性或泛发性。人对痒的反应因个体差异或发生的部位不同而有所不同。皮炎湿疹类皮肤病如激素依赖性皮炎或化妆品接触性皮炎常伴有瘙痒,剧烈瘙痒的皮肤病有疥疮、荨麻疹、神经性皮炎、疱疹样皮炎、虱病等。糖尿病、甲状腺功能亢进、慢性肾衰竭及某些肝病,亦常伴有较为剧烈的瘙痒。淋巴瘤和白血病等系统性恶性肿瘤患者,瘙痒也可能十分严重。

（二）疼痛

疼痛是一种对机体具有保护作用的警戒信号,不同形式的物理和化学刺激,达到一定强度,都能引起疼痛,如原发性刺激性皮炎。各种疾病有特定的疼痛方式,丹毒、疖、痈、蜂窝织炎可有搏动痛,胃肠型荨麻疹、胃肠型紫癜可有内脏痛,带状疱疹可在体表的相应神经支配区域出现较重的阵发性疼痛。

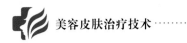

（三）烧灼感

烧灼感可见于化妆品接触性皮炎、颜面部再发性皮炎、激素依赖性皮炎等。

（四）麻木

麻木见于麻风病患者，由于神经受损致感觉减退或丧失所致。

（五）其他

1. 感觉过敏

感觉过敏是指轻度的刺激（如触摸）引起的感觉增强，可见于敏感性皮肤。

2. 痛觉过敏

痛觉过敏是指对伤害性刺激的过度反应，见于带状疱疹神经痛。

二、他觉症状

他觉症状也称客观症状和体征，即皮肤损害，亦称皮损或皮疹，是可以观察到或触及的皮肤、黏膜及其附属器的损害。皮损的性质和特点常是诊断皮肤病的主要依据。皮损分为原发性皮损和继发性皮损两大类。原发性皮损是皮肤病理变化直接产生的最早损害，继发性皮损是由原发损害演变或因搔抓刺激、治疗不当引起的。

（一）原发性皮损

1. 斑疹

斑疹常为圆形或卵圆形，不规则，边界清楚或不清楚。水肿性斑疹可略有隆起，直径一般小于 1 cm（图 3-1）。直径达到或超过 1 cm 时，称为斑片，包括红斑、出血斑、色素沉着斑、色素减退斑及色素脱失斑等。红斑是由于毛细血管扩张或充血引起，压之退色，有炎症性红斑（如丹毒）和非炎症性红斑（如鲜红斑痣）；出血斑亦名紫癜，由于红细胞外渗至真皮组织所致，压之不退色，直径小于 2 mm 者称为淤点，大于 2 mm 者称为淤斑；色素沉着斑是由于表皮或真皮内色素增多所致，雀斑是典型的色素沉着斑，皮肤内注入外源性色素者称为文身；色素减退斑及色素脱失斑是由于皮肤黑色素的减少或脱失所致，前者如白色糠疹，后者如白癜风。

2. 丘疹

丘疹为圆形、类圆形、圆锥形或多角形，表现为尖顶、平顶、团顶或脐凹状，丘疹位于真皮内，多在皮脂腺周围、汗腺导管开口处或毛囊处（图 3-2）。颜色各异，包括炎性丘疹和非炎性丘疹。

3. 斑块

高出皮面，表面粗糙或平滑。触之有硬实感，应与不高出皮面的斑片鉴别（图 3-3）。临床常见斑块的皮肤病有银屑病、肥厚性扁平苔藓、瘢痕和瘢痕疙瘩等。

4. 水疱和大疱

水疱顶部可呈圆形、尖形或脐凹状。如疱内含浆液，呈淡黄色，疱内含血液，呈红色（称为血疱），疱内含淋巴液则澄清透明（图 3-4）。

5. 脓疱

疱液浑浊，可稀薄或黏稠，周围可有红晕（图 3-5）。脓疱可以是原发也可是丘疹或水疱经过短暂的早期阶段发展而来，丘疹上的脓疱称为丘疹性脓疱。大多由化脓性细菌感染所致，如脓疱疮、痤疮。少数由非感染因素引起，如脓疱型银屑病。

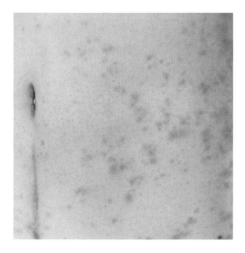

图 3-1　斑疹

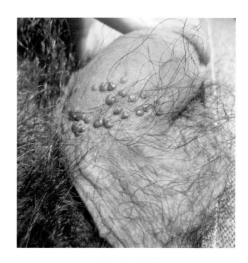

图 3-2　丘疹

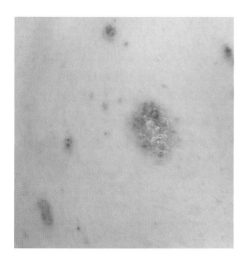

图 3-3　斑块

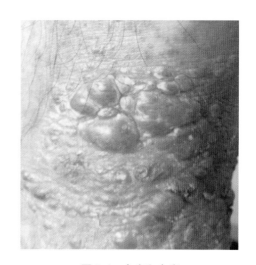

图 3-4　水疱和大疱

6. 结节

结节呈圆形或类圆形,大小为粟粒样至樱桃样,有一定硬度(图 3-6)。结节可位于表皮内,如鲍温病;可位于表皮和真皮内,如疖;可位于真皮或皮下组织,如深部真菌病;可高出皮面,如皮肤结核;可不高出皮面,如脂肪瘤。

7. 囊肿

囊肿呈圆形或类圆形,触之有弹性感(图3-7)。一般位于真皮或皮下组织。如表皮样囊肿,其壁为表皮样,囊内为排列成层的角质,表皮样囊肿也包括粟丘疹。

8. 风团

风团是真皮内毛细血管和小静脉扩张通透性增加所致,呈淡红或苍白色,圆形、卵圆形或图案状,边缘不规则,消退后不留痕迹,如荨麻疹,常伴有剧痒(图3-8)。

(二)继发性皮损

1. 鳞屑

当角蛋白细胞迅速形成或当正常角化受到干扰时,可引起病理性表皮剥脱而产生鳞屑

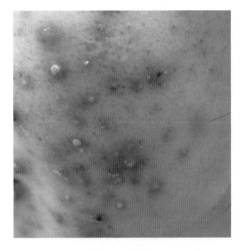

图 3-5 脓疱

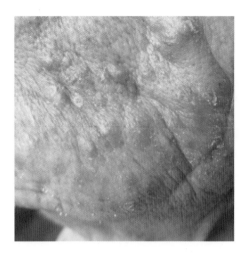

图 3-6 结节

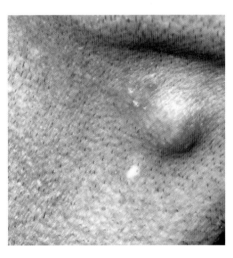

图 3-7 囊肿

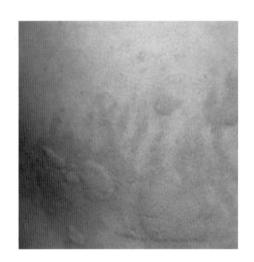

图 3-8 风团

（图 3-9）。鳞屑大小、厚薄、形态不一，糠秕状鳞屑如花斑癣；大片鳞屑如剥脱性皮炎；呈淡黄色油腻性鳞屑如脂溢性皮炎。

2. 浸渍

浸渍是由于皮肤角质层吸收了过多的水分导致的，常发生在指（趾）缝等皱褶部位（图 3-10）。如烂型足癣趾间浸渍，浸渍处如受摩擦，则可发生表皮脱落，形成糜烂。

3. 抓痕

抓痕也称表皮剥脱，常常只累及表皮而较少达到真皮乳头层。表面常呈线条状或点状，愈后一般不留瘢痕（图 3-11）。常见于剧烈瘙痒性皮肤病。

4. 糜烂

糜烂常由水疱或脓疱破溃、浸渍表皮脱落或丘疱疹表皮的破损等损伤所致（图 3-12）。因损害表浅，故愈后一般不留瘢痕。

5. 溃疡

溃疡的形态、大小及深浅可因病因和病情轻重而异。溃疡常有浆液、脓液、血液或坏死组织（图 3-13），主要是由结节、肿块破溃或外伤后而形成。溃疡愈合后或形成瘢痕。

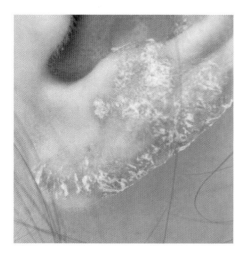

图 3-9 鳞屑

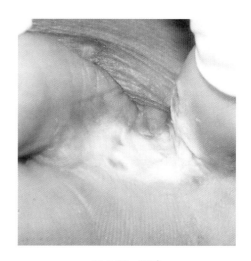

图 3-10 浸渍

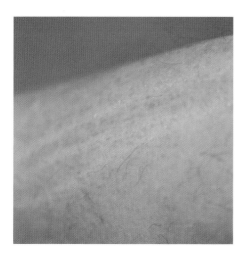

图 3-11 抓痕

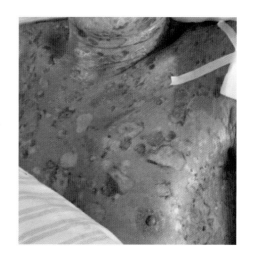

图 3-12 糜烂

6. 裂隙

深度常可达真皮,并伴有疼痛或出血。多发生于掌跖、指(趾)关节部位以及口角、肛周等处,可与皮纹一致(图 3-14)。常由于局部皮肤干燥或慢性炎症等引起皮肤弹性减弱或消失,再加外力牵拉而形成。

7. 痂

痂是由皮损中的浆液、脓液、血液与脱落组织、药物等干涸后凝结而成(图 3-15)。其颜色多样,如浆液性痂呈淡黄色,脓痂呈黄绿色,血痂则呈棕色或黑褐色。

8. 苔藓样变

因反复搔抓或摩擦使角质层及棘层增厚,真皮产生慢性炎症等改变所致。表现为多角形的丘疹,群集或融合成片,触之有增厚及实质感(图 3-16)。常见于神经性皮炎、慢性湿疹或其他伴有瘙痒的皮肤病中。

9. 萎缩

可发生于表皮、真皮或皮下组织(图 3-17)。表皮萎缩,为局部表皮变薄,表皮细胞层数减少,表皮可有细皱纹,正常皮纹多消失,如老年性皮肤表皮萎缩;真皮萎缩,为真皮结缔组织减

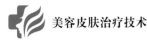
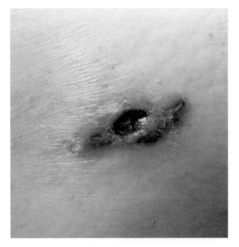

图 3-13　溃疡

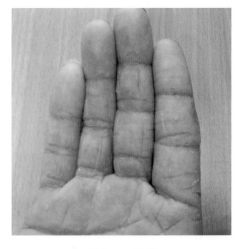

图 3-14　裂隙

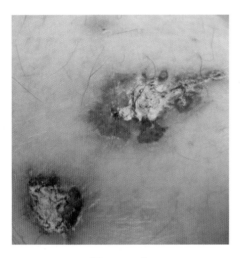

图 3-15　痂

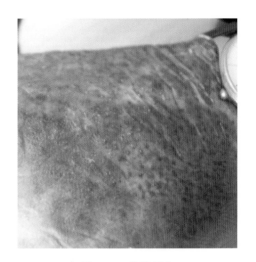

图 3-16　苔藓样变

少所致,常伴有皮肤附属器的萎缩,表现为局部皮肤凹陷、变薄,但皮纹正常,多发生于炎症或外伤之后;表皮与真皮同时发生萎缩,如妊娠时的萎缩纹;皮下组织萎缩,局部皮纹正常,但凹陷明显,如脂肪营养不良。

10. 瘢痕

瘢痕为真皮或深部组织正常修复和愈合的过程,由新生结缔组织增生修复而成,质地较硬,缺乏弹性,与皮面齐平,表面光滑,无皮纹,亦无毛发等皮肤附属器(图 3-18)。增生明显而隆起的坚实损害,呈粉红色、紫色或棕色,称为增生性瘢痕;局部凹陷,皮肤变薄,柔软而发亮者,称为萎缩性瘢痕。增生性瘢痕还包括瘢痕疙瘩,是皮肤损伤后结缔组织大量增生形成,为蟹足状的坚硬结节和斑块,损害超过原来创伤的范围。

三、病史与体格检查

(一)病史

1. 一般情况

包括患者的姓名、年龄、性别、职业、出生地、种族、婚姻状况、住址、籍贯等。有时这些项

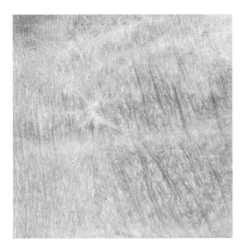

图 3-17 萎缩

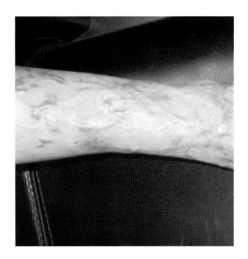

图 3-18 瘢痕

目对疾病的分析诊断具有重要价值,如演员易引起化妆品性皮炎。

2. 主诉

患者就诊的原因,应记录皮损的部位、性质、自觉症状与持续时间。

3. 现病史

包括:可能的病因或诱因,如接触史、饮食、药物史、感染史等;初发皮损的类型、形态、部位;进展速度和演变情况;局部和全身的自觉症状与程度;病情与季节、气候、环境、职业、饮食、精神状态等有何关系;治疗经过与疗效以及有无不良反应等。

4. 既往史

曾患过何种皮肤病及其他系统疾病,有无其他变态反应性疾病、药物过敏及传染病史。

5. 个人史

患者的生活情况、饮食习惯,还应注意职业、旅居地,有无与类似患者接触及不洁性交史,女性还包括月经史、妊娠史。

6. 其他

家庭或单位中有无同类皮肤病患者,记录父母是否近亲婚配,对某些遗传性皮肤病诊断有意义。

（二）体格检查

检查皮肤时应有合适的室温和充足的光线,以自然光为佳,以获得最接近真实的皮损信息。应检视全身皮肤,注意毛发、指甲、黏膜情况,必要时可用放大镜或皮肤镜等仪器协助检查。检查皮肤皮损时应注意的项目如下。

1. 视诊

（1）类型:原发或继发,单发型或多发型。

（2）数目、大小。

（3）颜色:包括色泽的深浅,皮损周围皮肤颜色。

（4）形态:表面状态包括湿润或干燥,有无鳞屑、结痂,以及基底和内容物状态,界限或边缘是否清楚。

（5）排列:散在、融合、成群、孤立、线条性、弥漫性、环形、蛇形或地图形。

（6）分布：何处皮损较多，部分局限或泛发，单侧或对称，侵及伸侧或屈侧，皮肤黏膜交界与皮肤皱褶处有无皮损，是否沿神经、血管分布。

2. 触诊

检查皮损深浅、浸润程度、温度、硬度及肥厚度，有无压痛或波动，能否推动，必要时检查浅感觉有无障碍。

3. 压诊

以手指或玻片压迫局部，了解玻片下皮损的色调及有无皮内出血，还可以了解水肿是凹陷性还是非凹陷性。

4. 刮诊

用钝器在皮损上轻刮，观察有无鳞屑，同时检视鳞屑下面皮损情况，如有无点状出血现象等，通常用此方法检查银屑病皮损。

5. 嗅诊

检查皮损及分泌物有无特殊臭味。

6. 皮肤划痕试验

详见第三章第二节相关内容。

第二节 常见实验室技术

一、皮肤病理

（一）皮肤病理检查的目的

（1）皮肤肿瘤必须通过病理确诊，如表皮肿瘤、附件肿瘤、痣细胞痣、恶性黑素瘤、真皮纤维瘤、皮肤淋巴细胞和网状组织细胞肿瘤等。

（2）具有特征性病理组织学改变的皮肤病需病理确诊，如代谢性皮肤病。

（3）有病原体的皮肤病可找到相应病原体，如细菌性皮肤病、病毒性皮肤病、真菌性皮肤病和寄生虫性皮肤病等。

（4）鉴别诊断相关疾病，如自身免疫性大疱性疾病、结缔组织病、遗传性皮肤病、肉芽肿性皮肤病、红斑丘疹性皮肤病、血管炎等。

（二）活检规则和取材部位的选择

取标本前做到全面查体，然后选最具有代表性的皮损，尽可能从原发皮疹取材，避免取治疗过或其他因素引起的继发性皮疹；尽量取发展较为成熟的皮损；水疱、脓疱性皮损，要选择早期损害并保持水疱壁的完整性；环状损害，应取环状边缘处组织；结节性损害，取材时必须包括皮肤及皮下组织。

（三）皮肤活检的取材方法

（1）手术切除法：通常指用手术刀做梭形切口，然后切除病变组织的方法。适合各种大小的皮肤标本，此方法最为常用。

（2）环钻法：用环钻钻入皮肤而取材的方法。通常只适合较小或较浅表的皮损。

（3）削除法：用消毒刀片于皮肤表面在平行的方向上削去病变组织的方法。此方法适用于个别病变,如脂溢性角化等。

（四）组织标本的处理

对所取的活体组织标本,应注意不要过度用力夹持,以免挤压组织影响观察。取下的组织标本应立即放入足量的10％福尔马林液中固定,并保证固定液能充分渗入。对于要进行免疫荧光病理检查者,应将新鲜组织标本用生理盐水纱布包裹,立即送检或者低温下保存送检。

（五）皮肤组织病理学的常用术语

1. 表皮病变

（1）角化过度:角质层细胞生长过度,堆积增厚（图 3-19）,如鱼鳞病、扁平苔藓、红斑狼疮等。不同部位角质层厚薄不同,应注意区别。角化过度可以由完全角化的细胞构成,也可以同时合并角化不全。角化过度常常伴有棘层肥厚。

（2）角化不全:角质层内残留细胞核,常伴有颗粒层变薄或消失（图 3-20）,如玫瑰糠疹、银屑病。临床上表现为鳞屑。

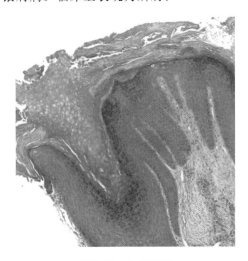

图 3-19　角化过度

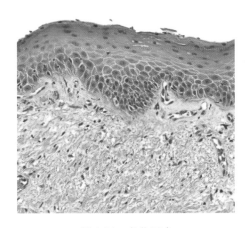

图 3-20　角化不全

（3）角化不良:表皮或附属器个别角质形成细胞未达角质层而提前角化,可有异常角化（图 3-21）。良性见于毛囊角化病、家族性慢性良性天疱疮,可见示谷粒和圆体;恶性见于鲍温病、日光角化病、鳞癌等。

（4）颗粒层增厚:细胞增生或肥大致颗粒层变厚（图 3-22）,如扁平苔藓、慢性单纯性苔藓等。

（5）棘层增厚:表皮的棘细胞层增厚,常伴表皮突延长增宽（图 3-23）。规则的棘层肥厚,上皮脚规则下延,如银屑病,不规则的如慢性皮炎的改变。

（6）细胞间水肿:又称海绵水肿,细胞间液体增多,间隙增宽,细胞间桥清晰可见（图 3-24）,见皮炎、湿疹等。

（7）细胞内水肿:棘层细胞内发生水肿,细胞体积增大,胞质变淡（图 3-25）,见于病毒性皮肤病、接触性皮炎。

（8）棘层松解:细胞间黏合物质或细胞间桥变性,或细胞形成上缺陷,细胞互相失去连接而松解,导致裂隙、水疱形成（图 3-26）,如天疱疮、家族性慢性良性天疱疮、毛囊角化病、日光角化病等。

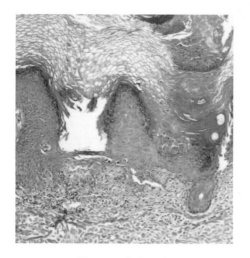

图 3-21　角化不良

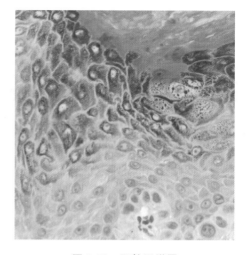

图 3-22　颗粒层增厚

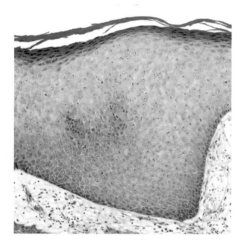

图 3-23　棘层增厚

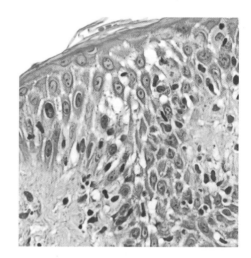

图 3-24　细胞间水肿

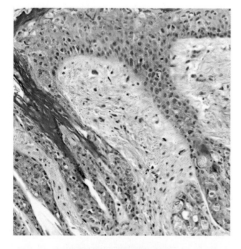

图 3-25　细胞内水肿

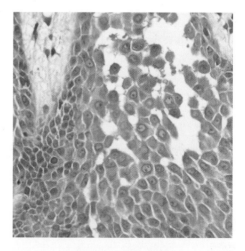

图 3-26　棘层松解

(9) 基底细胞液化变性:基底细胞空泡形成或崩解,严重者基底层消失,棘细胞直接与真皮接触(图 3-27),常伴有胶样小体,为嗜伊红的均匀小体,见于红斑狼疮、皮肌炎、扁平苔藓等。

(10) 色素失禁:基底细胞、黑素细胞受损,失去黑色素,真皮上部见游离黑色素或噬黑素细胞(图 3-28),如色素失禁症、扁平苔藓、红斑狼疮、固定性药疹、黑变病等。

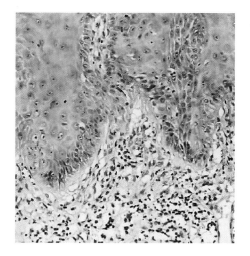

图 3-27 基底细胞液化变性

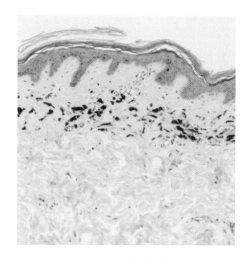

图 3-28 色素失禁

(11) 微脓肿:表皮内、表皮下、乳头内有少量白细胞聚集。在颗粒层或棘层上部海绵形成的基础上中性粒细胞聚集成多房性脓疱,称为 Kogoj 微脓肿(图 3-29(a)),见于掌跖脓疱病。在角化不全层中,由破碎的中性粒细胞组成,称为 Munro 微脓肿(图 3-29(b)),见于银屑病。在棘细胞层中,由单核细胞和蕈样肉芽肿细胞局灶性聚集,称为 Pautrier 微脓肿(图 3-29(c)),见于蕈样肉芽肿。

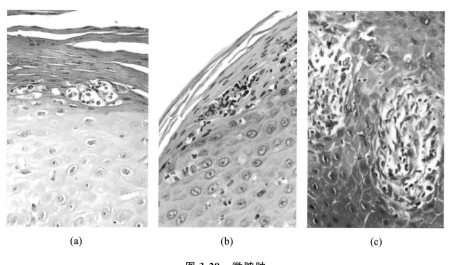

(a)   (b)   (c)

图 3-29 微脓肿

(12) 角珠:不典型鳞状细胞排列成同心圆状,中心处逐渐角化(图 3-30),常见于高分化鳞癌。

(13) 乳头瘤样增生:乳头体细胞不规则地向上增生,常伴表皮亦有不规则增生,表皮呈现波浪状(图 3-31),见于黑棘皮病、皮脂腺痣等。

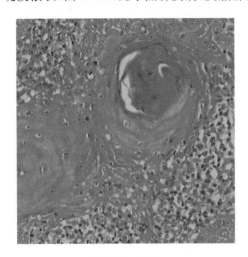

图 3-30　角珠

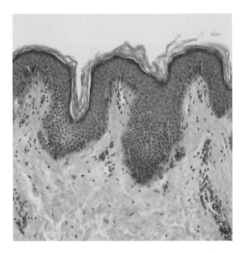

图 3-31　乳头瘤样增生

(14)假上皮瘤样增生:棘层高度或显著不规则肥厚,表皮突延伸,可达汗腺以下水平,伴有炎性细胞(图 3-32),见于寻常狼疮等。

2. 真皮及皮下病理组织学改变

(1)纤维蛋白样变性:结缔组织因病变呈现明亮的嗜伊红均质性改变,显示纤维蛋白的染色反应(图 3-33),见于变应性血管炎等。

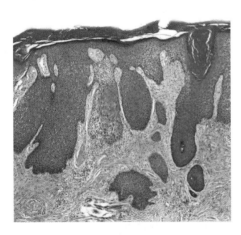

图 3-32　假上皮瘤样增生

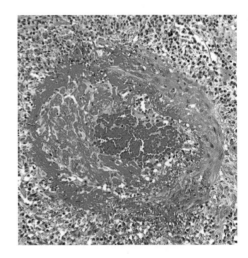

图 3-33　纤维蛋白样变性

(2)嗜碱性变性:真皮上部结缔组织失去正常的嗜伊红性,而呈无结构、颗粒状或小片状嗜碱性变化,可见真皮与表皮之间境界带(图 3-34),见于日光性角化病。

(3)黏液变性:胶原纤维基质中黏多糖增多和蛋白质蓄积,胶原纤维束间的黏液物质沉积使间隙增宽(图 3-35),见于胫前黏液性水肿。

(4)肉芽肿:由巨噬细胞及其演化的细胞局限性浸润和增生所形成的境界清楚的结节状病灶,主要是巨噬细胞和上皮样细胞或其他炎性细胞的出现形成的(图 3-36),见于结节病、梅毒、结核、麻风和深部真菌感染。

(5)渐进性坏死:某些肉芽肿疾病中,真皮结缔组织纤维及其血管等失去正常着色能力,

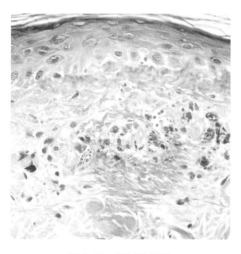

图 3-34 嗜碱性变性

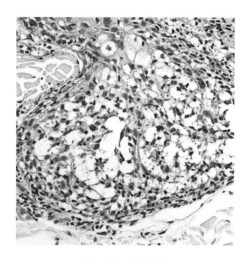

图 3-35 黏液变性

但仍可见成纤维细胞、组织细胞或上皮样细胞呈栅栏样排列(图 3-37),见于环状肉芽肿、类风湿结节等。

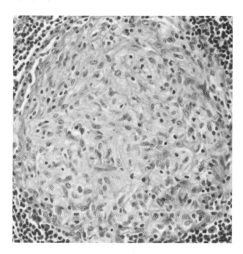

图 3-36 肉芽肿

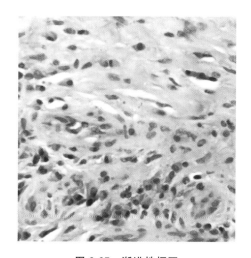

图 3-37 渐进性坏死

(6)脂膜炎:由于炎症反应引起皮下脂肪组织不同程度的炎症浸润、水肿、液化或变性坏死(图 3-38)。可将脂膜炎分为小叶性脂膜炎和间隔性脂膜炎两大类。

二、斑贴试验技术

斑贴试验技术是临床用于检测Ⅳ型超敏反应的主要方法,用于变应性接触性皮炎的诊断。根据受试物的性质配制成适当浓度的浸液、溶液、软膏或原物作为试剂,以适当的方法将其贴于皮肤,一定时间后观察机体是否对其产生超敏反应。

(一)适应证

化妆品皮炎、接触性皮炎、职业性皮炎、手部湿疹等。

(二)基本设备及试剂

市售斑贴试器或贴纸、低敏胶布、记号笔、市售专用标准筛选变应原。

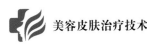

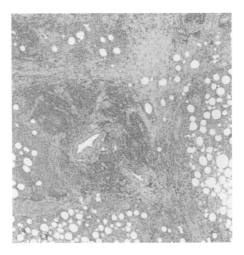

图 3-38 脂膜炎

（三）方法

准备试剂：将标准变应原从注射器或小瓶内挤出，置于斑贴试器内，量以能够使变应原接触到皮肤又不溢出斑贴试器为度。液体变应原需先在斑贴试器内放置一滤纸片，然后滴加1滴或2滴变应原，也有部分厂家的产品可免调配直接贴敷。受试者坐直，上背部皮肤消毒，待自然干燥后，将加变应原的斑贴试器贴敷于上背部，压紧后用低敏胶布粘贴，最后用记号笔做好标记（表 3-1）。

表 3-1　斑贴试验结果判读

代　　号	中 文 含 义	皮 肤 表 现
—	阴性	无任何反应
±	可疑	仅有轻度红斑
＋	弱阳性	红斑、浸润，可有少量丘疹
＋＋	阳性	红斑、浸润、丘疹、水疱
＋＋＋	强阳性	红斑、浸润明显，大疱
IR	刺激性反应	对照有皮损或激惹反应

（四）注意事项

应向就医者交代检查的目的、意义、方法及注意事项；皮肤病急性发作期间不宜测试；测试部位首选上背部，也可选上臂外侧；贴敷后应告知就医者勿搔抓、勿洗澡、勿做剧烈运动以减少出汗；就医者如内服或外用糖皮质激素类药物，应停药1周以上方可做本试验；就医者如内服抗组胺类药物应停用3天以上方可做实验；就医者暴晒后4周内勿做本试验；容易引起反应的变应原，应分开放置，不可集中在一起，变应原一般需要在适宜温度下保存；如贴敷过程中有疼痛、烧灼感或全身过敏反应（如荨麻疹、哮喘等）应立即就医，必要时终止试验。

三、蠕形螨的检查

（一）基础知识

蠕形螨寄生于人和哺乳动物的毛囊和皮脂腺内，包括毛囊蠕形螨和皮脂蠕形螨，两者相似。蠕形螨主要寄生于人体的鼻、鼻沟、额、下颌、颊部、眼睑周围和外耳道,也可寄生于头皮、颈、肩背、胸部、乳头、大阴唇、阴茎和肛门等处的毛囊和皮脂腺中。皮脂蠕形螨常单个寄生于皮脂腺和毛囊中。在毛囊炎、脂溢性皮炎、痤疮、酒渣鼻、眼睑缘炎和外耳道瘙痒等疾病中,蠕形螨的寄生是病因或病因之一。蠕形螨具低度致病性,绝大多数感染者无自觉症状,或仅有轻微痒感或烧灼感。虫体的机械刺激和其分泌物、排泄物的化学刺激可引起皮肤组织的炎症反应。皮损的表现为局部皮肤弥漫性潮红、充血、散在的红色丘疹、小结节、脓疱、结痂、脱屑、肉芽肿、皮脂异常渗出、毛囊口显著扩大,表面粗糙。

（二）检查与诊断

常用的蠕形螨检查方法有:①透明胶纸粘贴法:通常透明胶纸于晚上睡前粘贴于面部的鼻、鼻沟、额、颧及颏部等处,至次晨取下贴于载玻片上镜检。②挤刮涂片法:通常采用痤疮压迫器刮取,也可用刮刀或手挤压,刮取受检部位皮肤,将刮出物置于载玻片上,加1滴生理盐水,加盖玻片镜检(图3-39)。挤刮涂片法应避开皮损合并严重感染灶处而对胶带过敏者,面部有急性炎症者慎用透明胶纸粘贴法。

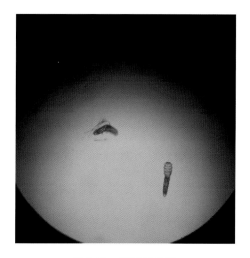

图 3-39 挤刮涂片法

四、皮肤划痕症

（一）概念

皮肤划痕症是皮肤血管的变态反应,变态反应的形成由内因和外因共同作用所致。皮肤划痕症多发于自身属于过敏性体质的人,此类患者血清中存在一种特殊免疫球蛋白IgE,此类蛋白质如与过敏原相结合,机体就会引起一系列反应,最后导致皮肤血管周围的肥大细胞释放出大量的组织胺,引起皮肤血管扩张产生瘙痒,此时皮肤划痕试验即为阳性。这类人在皮肤被物体划过之后会出现红斑、风团,形状好像是被皮鞭抽过一样。

（二）外在因素

包括饮食、吸入物、气候、接触过敏物等因素。

（三）过敏原

引起皮肤划痕症最常见的过敏原是药物,尤其是血清制剂、青霉素类药物,还有细菌、真菌、植物性蛋白质、动物性蛋白质等。

1. 药物

青霉素头孢类、磺胺类、血清疫苗等，常通过免疫机制引发皮肤划痕症。而阿司匹林、吗啡、阿托品、维生素 B_1 等药物为组胺释放物，能直接使肥大细胞释放组胺引发皮肤划痕症。

2. 食物

以鱼、虾、蟹、蛋类最常见，特定的香料调味品亦可引起。

3. 感染

常见感染源包括病毒、细菌、真菌和寄生虫。引起足癣的各种真菌，其代谢产物常常作为一种强烈的过敏原，机体吸收后会发生抗原抗体反应。

4. 动物及植物因素

如昆虫叮咬或吸入花粉、羽毛、皮屑、排泄物等。

5. 物理因素

如冷热、日光、摩擦和压力等都可引起。

6. 其他

糖尿病和甲状腺功能异常等内分泌疾病、更年期、精神因素也与发病有关。

五、皮肤划痕试验

在荨麻疹患者皮肤表面用钝器以适当压力划过，出现以下三联反应为试验阳性：①划后 3～15 s，在划过处出现红色线条，可能是真皮肥大细胞释放组胺引起的小动脉扩张；②划后 15～45 s，在红色线条两侧出现红晕，此为神经轴索反应引起的小动脉扩张所致。③划后 1～3 min，划过处出现隆起的苍白色风团线条，可能是组胺、激肽等引起水肿所致。

第三节　治　疗

一、医学护肤品

医学护肤品于 20 世纪 60 年代首先在法国产生，随着化妆品科学研究的进步和相关技术的发展，化妆品行业致力于发展化妆品的功效性，以满足消费者使用化妆品的最大诉求。20 世纪 70 年代初，美国著名皮肤科教授 Albert M. Kligman 将兼有化妆品的特点和某些功效的产品用 cosmeceutcal 来表示，该词系化妆品（cosmetic）与药品（pharmaceutical）两词英文叠加而成，即目前市场上热销的"药妆"，我国皮肤科医师将用于临床上的这些产品称为"医学护肤品"。在发达国家，有很多人在为自己和孩子选择日常护肤品时，会征求皮肤科医生的意见。医学护肤品的应用已很广泛，它已成为全世界皮肤科医生安全可靠的辅助性治疗用品，同时也能给健康人带来安全有效的皮肤护理。进入 21 世纪后，有较多的有化妆品功效的护肤品在临床上得到了广泛的应用，并已积累了丰富的循证医学资料。目前市场上常用的医学护肤品有理肤泉、丝塔芙、雅漾、薇姿、露得清、雅莎尔、薇诺娜等。

（一）医学护肤品的特性

1. 明确的功效性

依据不同类型皮肤的生理特点和皮肤病的发病机制进行研发，其产品成分及其作用机制明确,已经过试验证实,对一些皮肤病可起到辅助治疗作用。

2. 较高的安全性

化妆品在上市前需通过严格的安全性试验,临床应用的护肤品更强调配方的精简和原料的严格筛选,并强调不含或尽量少含香料、色素、防腐剂及刺激性大的表面活性剂。

3. 临床验证

上市前通过多家医院皮肤科临床研究来验证护肤品的临床辅助功效和安全性,以保证产品过敏反应的发生率更低。

(二)临床常用医学护肤品的类别

1. 清洁类

临床上应用的清洁产品一般选用性质温和的表面活性剂,对皮肤刺激性小,适宜皮肤的 pH 值。其组分添加了如洋甘菊、天然活泉水、保湿因子等,从而兼有清洁和舒缓作用,可缓解皮肤干燥、紧绷。

2. 舒缓类

该类护肤品含有一定抗炎、抗氧化等作用的成分,如芦荟、甘草提取物等,具有较好的辅助抗炎作用。

3. 保湿和皮肤屏障修复类

该类护肤品常通过多种方式对皮肤发挥保湿和滋润作用:①添加吸湿剂原料,如甘油、丁二醇、乳酸钠、尿素等,使其从环境中吸收水分,以补充从角质层散发而丢失的水分。②添加封闭剂原料,如脂肪酸、凡士林、牛油果油等,使其能在皮肤表面形成疏水性的薄层油膜。③添加皮肤"仿生"原料,补充皮肤天然成分的不足,增强自身保湿,具有修复皮肤屏障的作用,如天然保湿因子、神经酰胺、透明质酸、胶原蛋白等。

4. 控油和抗粉刺类

添加锌、B 族维生素、丹参酮等具有抑制皮脂腺分泌功能的成分,从而具有减少油脂分泌的作用。部分含有低浓度的水杨酸、果酸等成分,具有一定的溶解角栓和粉刺的作用等。

5. 美白祛斑类

添加熊果苷、甘草黄酮、氨甲环酸、维生素 C、左旋维 C 等活性美白成分,通过抑制酪氨酸酶等的作用而达到美白、祛斑和减少色素沉着等效果。

6. 防晒类

添加二氧化钛等防晒剂后,其通过物理性遮盖、散射光线或化学性吸收紫外线来预防阳光对皮肤的损害。

7. 促进创面愈合类

添加芦荟、多肽、氨基酸、透明质酸等成分,可促进激光、微创术后皮肤创面的修复。

8. 嫩肤和抗皱类

添加维生素 E、绿茶提取物等抗氧化剂和维生素 A 类似物等可改善皮肤的新陈代谢功能。

9. 遮瑕类

添加滑石粉、高岭土等矿物粉后,可起到遮盖瑕疵和美白皮肤的作用。

（三）护肤品作为辅助性治疗用品应用于临床的常见病种

1. 皮肤屏障受损性的皮肤病

主要包括以下疾病：①干燥性皮肤病，如特应性皮炎、湿疹、皮肤瘙痒症等；②面部皮炎，如脂溢性皮炎、酒渣鼻、口周皮炎、痤疮等；③红斑鳞屑及角化异常的皮肤病，如银屑病、毛发红糠疹、鱼鳞病、毛周角化症等。以上疾病多选择清洁类、舒缓类、保湿类和皮肤屏障修复类的护肤品。

2. 敏感性皮肤病

主要包括以下疾病：①敏感性皮肤；②劣质化妆品（含有激素成分）或化妆品使用不当致使皮肤屏障破坏所致皮肤病，如激素依赖性皮炎等。多选择舒缓类、清洁类、保湿类或皮肤屏障修复类的护肤品。

3. 色素性皮肤病

色素增加性皮肤病，如黄褐斑、炎症后色素沉着等，辅助使用美白祛斑类护肤品，并配合保湿类、舒缓类护肤品进行基础护理；色素减退性皮肤病，如白癜风，在药物治疗疾病的同时，可选用遮瑕类护肤品。

4. 光线性光敏性皮肤病

包括光敏性皮炎、多形性日光疹、慢性光化性皮炎、红斑狼疮、皮肌炎等。护肤品选择原则为强调防晒功能，同时应用保湿剂改善皮肤干燥、脱屑的症状。

5. 激光等微创术后的皮肤护理

该类情况的护肤品选择舒缓类、清洁类、保湿类或皮肤屏障保护类产品用于基础护理。

（四）应用护肤品的注意事项

皮肤科医生必须了解护肤品的种类和各自的作用机制，掌握其中各主要功效原料的基本特性和各种剂型护肤品的正确使用方法。根据患者年龄、皮肤类型、皮肤病的性质等情况合理地选择护肤品。加强对患者的科普教育，建立良好的医患关系，对普及护肤品功效和使用方法具有促进作用。

二、外用药

外用药是皮肤病的一个主要治疗手段。皮肤是人体最外在的器官，为外用药物治疗创造了良好的条件。外用药物系统吸收少，因此疗效高且不良反应少。

（一）按外用药物的性能分类

1. 外用糖皮质激素制剂

激素类药物外用时有明显的抗炎作用，但不同类型的外用激素其作用强弱可相差几十倍到上千倍，长期外用可引起皮肤萎缩、毛细血管扩张等不良反应，大面积长期外用还会因吸收而引起全身的不良反应，必须在专业医师指导下应用（表3-2）。

表 3-2 常见外用糖皮质激素制剂的分类

分 类	常 用 名	浓度/（%）
弱效	醋酸氢化可的松	0.5
	醋酸地塞米松	0.05

分　类	常　用　名	浓度/(%)
中效	地索奈德	0.05
	氯氟舒松	0.05
	去炎松	0.1
强效	丁酸氢化可的松	0.1
	糠酸莫米松	0.1
	戊酸脱他米松	0.1
	二丙酸倍他米松	0.05
	醋酸氟轻松	0.05
极强	甲泼尼龙醋丙酯	0.05
	丙酸氯倍他索	0.05
	卤美他松	0.05

2. 清洁剂

主要用于清除皮损上的渗出物、鳞屑和痂等。常用的有生理盐水、1∶8000 的高锰酸钾溶液、2%～4% 的硼酸溶液、液体石蜡等。

3. 保护剂

具有保护皮肤、减少摩擦、防止外来刺激的作用，此类药物作用温和，其本身无刺激性。常用的有滑石粉、氧化锌、炉甘石、淀粉和植物油等。

4. 止痒剂

通过其清凉、局部麻醉及消炎作用达到止痒的作用，如 0.5%～2% 的薄荷、2% 的樟脑和 1% 的苯酚等。

5. 抗菌剂

抗菌剂是指能杀灭或抑制细菌的外用药，如夫西地酸、莫匹罗星等，包括各种抗生素药水。

6. 抗真菌剂

抗真菌剂是指能杀灭或抑制真菌的外用药，如 5%～10% 的水杨酸、6%～12% 的苯甲酸、联苯苄唑、克霉唑等。

7. 抗病毒剂

抗病毒剂是指抗各类病毒的外用药，如 10%～40% 的足叶草酯、伊可尔、派特灵等。

8. 角质促成剂

角质促成剂是指能促进表皮角质层正常化的外用药，常同时有收缩血管、减轻炎性渗出和浸润的作用，如 2%～5% 煤焦油。

9. 角质松解剂

角质松解剂是指能促进过度角化的角层细胞松软解离而脱落的药物，如 20%～40% 尿素。

10. 收敛剂

能沉淀组织内部分蛋白质而促使组织皱缩的药物，有消炎退肿的作用，用于治疗皮肤黏膜炎症，如 0.2%～0.5% 硝酸银等。

11. 腐蚀剂

破坏或去除增生的肉芽组织或赘生物，如 30%～50% 三氯醋酸。

12. 遮光剂

遮光剂是一种可以吸收紫外线和防止紫外线穿透皮肤的化学合成剂,能有效防止紫外线对皮肤的损伤,如 5％二氧化钛、10％氧化锌。

13. 脱色剂

可有效减轻色素沉着,如 3％氢醌。

14. 维 A 酸类制剂

可调节表皮角化和抑制表皮增生,调节黑素代谢,如维 A 酸软膏、阿达帕林和他扎罗汀凝胶。

15. 医学护肤品

医学护肤品也是一种有效的辅助外用治疗产品,包括润肤剂、保湿剂等,是皮肤病治疗或巩固疗效的一个重要手段。详见前文。

(二) 外用药物的剂型及其特点

1. 粉剂

粉剂又称散剂,有干燥、保护、散热等作用,适用于无渗出的急性、亚急性皮炎。常用的有滑石粉、氧化锌粉等。

2. 溶液

溶液指药物的水溶液,有清洁、散热、消炎及促进上皮新生的作用,主要作湿敷用。适用于有渗出的急性皮炎、湿疹或有小片糜烂、溃疡的皮肤损害。常用的有 2％～4％硼酸溶液、0.05％黄连素溶液、0.02％高锰酸钾溶液等。

3. 酊剂和醑剂

酊剂和醑剂为药物的乙醇溶液或浸液。非挥发性药物的乙醇溶液为酊剂,如 2.5％碘酊。挥发性药物的乙醇溶液为醑剂。酊剂或醑剂涂于皮肤后,乙醇挥发,溶于其中的药物均匀地分布在皮肤表面,发挥其药理性能。破损皮肤及口腔周围忌用。

4. 洗剂

洗剂又称振荡剂,为不溶于水的粉剂 30％～50％与水混合而成,用前应充分振荡混匀,有散热、干燥、消炎、止痒的作用,适用于急性皮炎无渗出者。常用的有炉甘石洗剂等。

5. 软膏

软膏为药物与油脂性或水溶性基质混合制成的均匀的半固体外用制剂。油脂性基质常用凡士林及羊毛脂。软膏有保护、润滑、软化痂皮的作用。软膏的渗透作用较乳膏强,适用于慢性湿疹、神经性皮炎、银屑病等的治疗。有渗出的急性期皮损则不宜用软膏。

6. 乳膏

乳膏指药物溶解或分散于乳状液型基质中形成的均匀的半固体外用制剂。由于基质不同,可分为水包油(O/W)型和油包水(W/O)型。乳膏的渗透性较好,又易于清洗,是目前最为常用的剂型。适用于亚急性或慢性皮炎、湿疹等。

7. 糊膏

糊膏指大量的固体粉末(一般 25％以上)均匀地分散在适宜的基质中所组成的半固体外用制剂。因含粉末量较大,有一定的吸收水分和收敛作用。适用于有轻度渗出的亚急性皮炎、湿疹。毛发部位不宜用糊膏。

8. 硬膏

硬膏又称贴剂,药物溶于或混合于黏着性基质中并涂布在裱褙材料如纸、布或有孔塑料薄膜上而成。由于硬膏贴于皮肤表面后,阻止水分蒸发,增加了皮肤的水合作用,从而有利于药物的透皮吸收。适用于慢性、局限性皮肤损害。有毛部位不宜应用。

9. 油剂

油剂指以植物油或矿物油类为溶剂或以不溶性粉末混于上述油类而制成的剂型。常用的有 40％氧化锌油。适用于渗出不多的急性皮炎、湿疹,有清洁、保护、减轻炎症的作用。

10. 凝胶剂

凝胶剂指药物与能形成凝胶的辅料制成均一、混悬或乳状液型的稠厚液体或半固体制剂。局部涂后形成一层清洁透明的薄膜。

11. 涂膜剂

涂膜剂指药物溶解或分散于含成膜材料溶剂中,涂搽患处后形成薄膜的外用液体制剂。

(三)外用药物注意事项

通常药物需经皮吸收才能起效,相关的因素包括皮肤角质层的厚度、相对分子质量的大小、药物的浓度、用药时间的长短以及外用药的基质配方。临床医师必须熟悉影响药物经皮吸收的因素,根据患者皮损的特点,选用适当的剂型和用药方式,提高治疗效果,向患者详细说明药物的用法。如皮肤科常用的糖皮质激素制剂,应根据病变部位的不同而选择不同浓度不同强度的药物,对面部的损害应选择作用弱的制剂,如 1％丁酸氢化可的松软膏,而对手掌足跖的损害应选择强效的制剂,如 0.05％倍他米松或氯倍他索软膏等。如对顽固难治或苔藓化肥厚性的损害可采用封包疗法。外用药经皮吸收后亦可产生不利的一面。如长期局部外用糖皮质激素制剂,特别是高浓度、强作用的制剂,可在用药局部皮肤出现毛细血管扩张、色素增加、萎缩和易发生感染等不良反应,有的药物如维 A 酸类制剂对皮肤有一定的刺激作用,外用后局部皮肤可潮红、脱屑,此类药物应从低浓度开始逐渐递增。对少数过敏体质者,有的药物外用可发生接触性皮炎。外用药物如果大面积使用,特别是用药浓度较高,使用面积较大,用药时间又长时,药物可以进入血循环而产生全身性的不良反应。这种情况易出现在皮肤屏障功能较弱的婴幼儿,或皮肤屏障功能受损的患者。

(四)外用药物的选择

主要根据病期及皮损性质选择外用药物的剂型(表 3-3)。

表 3-3 外用药物的选择

病　　期	皮损特点	剂　　型
急性	红斑、丘疹、丘疱疹,水疱、糜烂、渗出 有糜烂但渗出不多	粉剂、洗剂、溶液湿敷 糊剂
亚急性	有少许渗出 无渗出	糊剂、油剂 乳膏、糊剂
慢性	单纯瘙痒而无原发皮损	硬膏、软膏、乳膏、凝胶剂、涂膜剂 醋剂、洗剂、乳膏、搽剂

三、内服药

(一)抗组胺药

组胺是速发变态反应过程中由肥大细胞释放出的一种介质,可引起毛细血管扩张及通透性增加、平滑肌痉挛、分泌活动增强等;抗组胺类药物根据其和组胺竞争的靶细胞受体不同而分为 H_1 受体拮抗剂和 H_2 受体拮抗剂两大类。H_1 受体主要分布在皮肤、黏膜、血管及脑组织,组胺作用于 H_1 受体,引起肠管、支气管等器官的平滑肌收缩,还可引起毛细血管扩张,导致血管通透性增加,产生局部红肿、痒感;H_2 受体主要分布于消化道,组胺作用于 H_2 受体,引起胃酸增加,而皮肤微小血管有 H_1、H_2 两种受体。抗组胺药对多种变态反应病有效,所以临床用途广泛,是皮肤科常用的抗过敏药物,适用于荨麻疹、药疹、接触性皮炎、湿疹等变态反应性皮肤病。H_1 受体拮抗剂可根据其起效速度、药代动力学特征及对 H_1 受体的选择性和镇静作用的有无,分为第一代和第二代。第一代 H_1 受体拮抗剂大多有引起困倦的副作用,所以司机、高空作业者、操作高速转动机器的工人等应慎用。第二代 H_1 受体拮抗剂不易透过血脑屏障,不产生嗜睡或仅有轻度困倦的副作用。

1. 第一代 H_1 受体拮抗剂

主要有苯海拉明、多塞平、酮替芬、异丙嗪、氯苯那敏、赛庚啶等(表3-4)。它对 H_1 受体具有高度选择性(对 H_2 和 H_3 受体作用甚小),在低浓度时能竞争性阻断组胺与 H_1 受体的结合,但与 H_1 受体的结合是可逆的。除作用于 H_1 受体外,还能不同程度地阻断胆碱能受体、α 受体、多巴胺受体和5-羟色胺(5-HT)受体。这类药的相对分子质量较小,并具有脂溶性,易透过血脑屏障进入脑组织对中枢神经系统产生镇静、嗜睡等抑制作用。其药代动力学特点为口服易吸收,因半衰期一般都较短,需要每天多次服药。其主要经肝脏代谢,具有许多副作用,最突出的是镇静作用,还能导致便秘、排尿困难、口干、咳嗽、恶心和呕吐等。

表 3-4 第一代 H_1 受体拮抗剂

药　　名	成人用量
氯苯那敏	4 mg,每天 3 次
多塞平	25 mg,每天 1 次
赛庚啶	2~4 mg,每天 3 次
酮替芬	1 mg,每天 2 次

2. 第二代 H_1 受体拮抗剂

主要有氯雷他定、西替利嗪、特非那丁、阿斯咪唑、艾巴斯丁、非索非那定、阿化斯丁、咪唑斯丁、依巴斯丁等(表3-5),新型的第二代 H_1 受体拮抗剂有左西替利嗪、地氯雷他定、枸地氯雷他定等。几乎没有或仅有较轻的抑制中枢神经系统和抗胆碱作用,并且作用持久,因而有逐步取代第一代 H_1 受体拮抗剂的趋势,尤其适用于慢性荨麻疹及驾驶员等特殊职业的患者,其中氯雷他定、地氯雷他定在美国被批准可以给执行任务的飞行员服用。其相对分子质量一般都较大,且具有长的侧链,脂溶性较低,故对血脑屏障穿透性低,因此镇静作用也随之降低。在第二代 H_1 受体拮抗剂中,有的除有抗组胺作用外,还对某些炎症介质有不同程度的抑制作用,有的还具有一定的稳定肥大细胞膜的作用。第二代 H_1 受体拮抗剂的代谢途径各异,有的主要通过肝脏代谢,有的大部分经过肾脏排泄,少部分仍经肝脏代谢,如西替利嗪。通过肝脏代谢的抗组胺药有阿司咪唑、特非那丁等、氯雷他定、咪唑斯丁等。一般来讲,第二代 H_1 受体拮抗剂一般不阻断乙酰胆碱受体、α受体和 5-HT 受体,故便秘、排尿困难、口干、咳嗽、恶心和呕吐等副作用较少。

表 3-5 第二代 H₁ 受体拮抗剂

药 名	成 人 用 量
氯雷他定	10 mg,每天 1 次
咪唑斯丁	10 mg,每天 1 次
西替利嗪	10 mg,每天 1 次
非索非那定	120 mg,每天 2 次

3. H₂ 受体拮抗剂

这类药物在皮肤科主要用于慢性荨麻疹、皮肤划痕症等,还可以用于痤疮、妇女多毛症及带状疱疹的治疗。不良反应可有头痛、皮疹、腹泻等,肾功能不全者慎用,孕妇、婴儿不宜用。常用的 H₂ 受体拮抗剂有:甲硝呋胺(雷尼替丁),每次 150 mg,每天 2 次,口服;法莫替丁,每次 20 mg,每天 2 次,口服。

(二)糖皮质激素

糖皮质激素具有抗炎、免疫抑制、抗细胞毒、抗休克和抗增生等多种作用。

1. 全身性应用糖皮质激素的皮肤科适应证

(1)变应性皮肤病:急性接触性皮炎、过敏性休克、严重的急性荨麻疹、荨麻疹伴喉头水肿、药疹、多形红斑、严重的蜜蜂或黄蜂蜇伤等。

(2)自身免疫性疾病:系统性红斑狼疮、皮肌炎、天疱疮、大疱性类天疱疮、白塞氏病、血管炎、结节性红斑等。

(3)其他:严重痤疮(特别是囊肿性或聚合性痤疮)、斑秃、全秃、普秃、脓疱型或红皮病型银屑病等。

2. 糖皮质激素的副作用

(1)医源性库欣综合征:面容和体态改变、体重增加、下肢水肿、紫纹、易出血倾向、创口愈合不良、痤疮、月经紊乱、低血钾综合征。

(2)诱发和加重感染:以真菌、结核杆菌、葡萄球菌、变形杆菌、铜绿假甲胞菌和各种疱疹病毒感染为主。

(3)诱发和加重溃疡病,出现胃肠道刺激、胰腺炎、消化性溃疡或穿孔等症状。

(4)糖皮质激素性肌病,如肌无力、肌萎缩。

(5)骨质疏松和骨缺血性坏死。

(6)诱发精神症状:欣快感、激动、谵妄、不安、定向力障碍,也可表现为精神抑制。

3. 临床常用糖皮质激素(表 3-6)

(1)泼尼松:为人工合成的糖皮质激素类药物,属中效制剂,需在肝脏中转化为氢化可的松才显生物活性。主要用于各种严重变态反应性皮肤病(如剥脱性皮炎、神经性皮炎、药疹、湿疹等)、结缔组织病(如红斑狼疮、结节性动脉周围炎等)、自身免疫性疾病(如天疱疮、类天疱疮等)、皮肤血管炎(如过敏性紫癜、变应性血管炎等)以及器官移植的排异反应等。常用剂量为 15~50 mg/d,根据不同疾病进行调整,可增至 100 mg/d。

(2)泼尼松龙:为中效制剂,疗效与泼尼松相当,其抗炎作用较强,水盐代谢作用很弱,可用于肝功能不全者。成人剂量 15~40 mg/d,分次口服,可加至 60 mg/d,儿童开始剂量

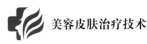

1 mg/(kg·d)。

(3) 氢化可的松：抗炎作用为可的松的1.25倍，并具有免疫抑制、抗毒、抗休克及一定程度的水钠潴留与排钾等盐皮质激素活性。药理作用与泼尼松基本相同，水钠潴留等不良反应较多见。成人常用口服剂量为20～40 mg/d以下。

(4) 甲基泼尼松龙：抗炎作用较泼尼松强，水钠潴留作用微弱，用途与泼尼松相同。其醋酸酯混悬剂分解缓慢，作用持久。成人一般剂量为16～40 mg/d，口服，剂量根据不同疾病进行调整。

(5) 地塞米松：抗炎及控制皮肤过敏的作用比泼尼松更显著，而对水钠潴留和促排钾作用也更轻微。常用剂量为1.5～3 mg/d，分次口服或顿服。

表 3-6　常用的糖皮质激素

	药 物 名	抗炎效价	等效剂量	成人口服剂量
低效	氢化可的松	1	20	20～40 mg/d
中效	泼尼松	4	5	15～50 mg/d
	泼尼松龙	4～5	5	15～60 mg/d
	甲基泼尼松龙	7	4	16～40 mg/d
高效	地塞米松	30	0.75	1.5～3 mg/d
	倍他米松	40	0.5	1～4 mg/d

（三）抗生素

1. β-内酰胺类

主要为青霉素类和头孢菌素类，其分子结构中含有β-内酰胺环。青霉素类常用于革兰阳性菌及螺旋体等感染性疾病，如疖、痈、丹毒、梅毒、淋病等的治疗。头孢菌素类可用于耐药青霉素的金黄色葡萄球菌和一些革兰阴性杆菌的感染治疗。

2. 氨基糖苷类

包括链霉素、庆大霉素、卡那霉素、妥布霉素、丁胺卡那霉素、新霉素、阿斯霉素等。此类药物有耳、肾毒性，长期使用应注意。

3. 四环素类

包括四环素、多西环素及米诺环素等，主要用于治疗痤疮，对衣原体、支原体及淋球菌感染也有效。

4. 大环内酯类

临床常用的有红霉素、地红霉素、罗红霉素、克拉霉素、阿奇霉素等，主要用于淋病、非淋菌性尿道炎等。

5. 糖肽类

包括万古霉素、去甲万古霉素、替考拉宁，后者在抗菌活性、药代特性及安全性方面均优于前两者。主要用于治疗多重耐药的MRSA（甲氧西林耐药金黄色葡萄球菌）。

6. 喹诺酮类

包括诺氟沙星、氧氟沙星、环丙沙星、培氟沙星、加替沙星等，主要用于治疗细菌性皮肤感染、支原体和衣原体感染。

7. 硝基咪唑类

包括甲硝唑、替硝唑、奥硝唑等，主要用于治疗蠕形螨、滴虫和厌氧菌感染。

8. 抗结核菌类

包括利福平、异烟肼、吡嗪酰胺等,对某些非结核分枝杆菌感染也有效。

9. 抗麻风药

氨苯砜,可用于脓疱性皮肤病、类天疱疮、坏死性脓皮病、复发性多软骨炎、环状肉芽肿、系统性红斑狼疮的某些皮肤病变、放线菌性足分枝菌病、聚合性痤疮、银屑病、带状疱疹的治疗;沙利度胺,可用于治疗红斑狼疮、结节性痒疹、变应性血管炎等。

(四) 抗病毒药物

1. 阿昔洛韦

阿昔洛韦是开环的鸟苷类似物,是第一个临床应用的开环核苷类抗病毒药物,系广谱抗病毒药物,现已作为抗疱疹病毒的首选药物。阿昔洛韦作用机制独特,只在感染的细胞中被病毒的胸苷激酶专一性地在相应于 C-5 羟基的位置上磷酸化成单磷酸或二磷酸核苷,而后在细胞酶系中转化为三磷酸形式,掺入到病毒的 DNA 中,才能发挥其干扰病毒 DNA 合成的作用。阿昔洛韦被广泛用于治疗疱疹性角膜炎、生殖器疱疹、全身性带状疱疹和疱疹性脑炎及病毒性乙型肝炎。若使用不当时,可引起急性肾功能衰竭。

2. 伐昔洛韦

伐昔洛韦是阿昔洛韦与缬氨酸形成的酯类前体药物,口服吸收迅速并在体内很快转化为阿昔洛韦,其抗病毒作用由阿昔洛韦所发挥,抗病毒的机制和过程与阿昔洛韦一样。该品体内的抗病毒活性优于阿昔洛韦,对水痘-带状疱疹病毒有很高的疗效。

3. 更昔洛韦

更昔洛韦对巨细胞病毒的作用比阿昔洛韦强,对耐阿昔洛韦的单纯疱疹病毒仍然有效。更昔洛韦毒性比较大,最常见的是白细胞及血小板减少。临床上更昔洛韦主要用于预防及治疗免疫功能缺陷患者的巨细胞病毒感染,如艾滋病患者、接受化疗的肿瘤患者、使用免疫抑制剂的器官移植患者。

4. 泛昔洛韦

泛昔洛韦口服迅速吸收,生物利用度好,临床用于治疗带状疱疹和原发性生殖器疱疹。

5. 病毒唑

病毒唑又名利巴韦林,是广谱强效的抗病毒药物,主要通过干扰病毒核酸合成而阻止病毒复制,目前广泛应用于病毒性疾病的防治。主要严重不良反应是溶血性贫血、白细胞减少等。

(五) 抗真菌药物

抗真菌药物根据不同的作用机制可分为:作用于真菌细胞膜,干扰真菌细胞膜麦角固醇的合成(如唑类、丙烯胺类)以及损害细胞膜脂质结构及其功能的药物(如多烯类);影响真菌细胞壁合成的药物(如卡泊芬净);干扰真菌核酸合成的药物(如 5-氟胞嘧啶、灰黄霉素);作用机制尚未明确的药物(如碘化钾等)。

抗真菌药物按结构类型的不同分为:唑类(氟康唑、酮康唑、伊曲康唑、益康唑、咪康唑等);丙烯胺类(特比萘芬、萘替芬等);多烯类(两性霉素 B、制霉菌素等);其他类(灰黄霉素、5-氟胞嘧啶、碘化钾、环吡酮胺、卡泊芬净等)。

临床常用口服抗真菌药物如下:

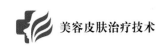

1. 伊曲康唑

伊曲康唑是继酮康唑之后的一新型、高效、广谱三唑类抗真菌药物,具有疗程短、疗效高、不良反应少、安全性大、依从性好、无明显肝毒性等特点。对皮肤癣菌、糠秕孢子菌、念珠菌属、新生隐球菌、荚膜组织胞浆菌、申克孢子丝菌、皮炎芽生菌、巴西副球孢子菌、暗丝孢霉、曲霉等有抗菌作用。药代动力学表明,伊曲康唑具有高度的亲脂性、亲角质性及药物后效应,在背部、手掌、胡须等部位角质层中的药物浓度在停药后可维持 2~4 周;甲真菌病治疗结束后,药物在趾甲、指甲中可分别保持 3、6 个月。伊曲康唑可用于治疗各种皮肤癣菌病、花斑癣、糠秕孢子菌毛囊炎、皮肤黏膜念珠菌病,对隐球菌病、着色芽生菌病、孢子丝菌病、曲霉病的治疗也有一定疗效。临床上未见严重肝肾功能损害。较少见的不良反应主要有头痛、头晕、胃黏膜出血、快速型房颤、全身水肿、月经周期延长、顽固性低钾血症、多发性神经痛、肢体震颤、皮肤瘙痒等。

2. 氟康唑

氟康唑具有口服吸收好、抗菌谱广、无严重不良反应等特点。目前成为公认安全有效的抗真菌药。随着氟康唑的广泛应用,对之耐药的菌株逐渐增多。氟康唑主要用于白色念珠菌所致的皮肤黏膜感染、腹腔感染、肺部感染、肾盂肾炎、败血症等。氟康唑是治疗球孢子菌脑膜炎的首选药物。氟康唑对皮肤癣菌病和花斑癣有效,对某些深部真菌病,如隐球菌病、皮炎芽生菌病、球孢子菌病、组织胞浆菌病、着色芽生菌病、孢子丝菌病等也有效。目前尚用于预防艾滋病、骨髓移植等免疫低下患者的真菌感染。不良反应主要为轻微肠胃道症状、皮疹、头痛、头昏、剥脱性皮炎等。

3. 伏立康唑

伏立康唑是氟康唑的衍生物,为第二代唑类抗真菌药物,该药抗菌谱广,抗菌效力强,对新生隐球菌、念珠菌及曲霉等显示出较强的抗菌活性,对曲霉具有杀菌作用。对耐氟康唑的菌株,如克柔念珠菌、近平滑念珠菌等也非常有效,口服给药后迅速吸收。目前伏立康唑已成功应用于念珠菌病和曲霉病等的治疗。由于伏立康唑特殊的化学结构,故对耐氟康唑的菌株,如克柔念珠菌、近平滑念珠菌等也非常有效。也可用于治疗由足放线菌属和镰刀菌属引起的严重真菌感染。不良反应包括视觉障碍、转氨酶升高、发烧、头痛、腹痛、恶心、呕吐、腹泻、皮疹、败血症、呼吸障碍等。

4. 特比萘芬

特比萘芬是一种口服吸收好、作用快、活性高、毒性低、代谢稳定的抗真菌药物。由于以上特点,已在临床得到了广泛应用。口服特比萘芬可用于治疗皮肤癣菌病和甲真菌病。口服治疗花斑癣无效。外用本品可治疗皮肤癣菌病和花斑癣等。不良反应:少数人可出现胃肠道反应,表现为恶心、胃痛、消化不良等,但一般较轻,且为一过性;偶有严重肝功能损害的报道,包括胆汁淤积和肝炎;部分患者可发生药物疹。

5. 碘化钾

碘化钾抗真菌的机制尚未明确,治疗孢子丝菌病有特效。临床上碘化钾是治疗孢子丝菌病的首选药物,还可用作其他深部真菌病的辅助治疗。不良反应包括刺激消化道黏膜,产生恶心、呕吐、腹泻、腹痛等,口中有金属味,碘过敏表现为眼睑肿胀、打喷嚏、流泪、头痛、咽喉炎等。甲状腺肿大、碘过敏者禁用。

（六）维A酸类药物

1. 第一代

包括维A酸、全反式维A酸、异维A酸、维胺酯等,适用于严重的结节性或聚合性痤疮。

2. 第二代

包括阿维A酯、阿维A等,主要应用于毛囊角化症、毛发红糠疹、脓疱型银屑病、红皮病型银屑病、鱼鳞病等的治疗。

3. 第三代

包括芳香维A酸、芳香维A酸乙酯、甲磺基芳香维A酸等。第三代维A酸治疗浓度低,不良反应少,可用于银屑病、鱼鳞病、角化棘皮瘤、T淋巴细胞癌、扁平苔藓和掌跖角化症等的治疗。

不良反应和使用注意事项:

（1）维A酸类药物常见的不良反应包括:皮肤黏膜干燥、荨麻疹、斑疹、淤斑、掌跖脱皮、皮肤瘙痒、固定性药疹、唇炎、结膜炎等。

（2）目前临床上所用的内服维A酸类药物均可导致婴儿先天畸形,因此服用维A酸类药物的女性在治疗前、治疗期和治疗后的较长一段时间内均应避免妊娠。

（3）长期大量使用维A酸类药物后,易发生中枢神经系统的不良反应,如头痛、头晕等反应,应控制剂量或同时服用谷维素、维生素 B_1、维生素 B_6 等药物,可使头痛等反应减轻或消失。

（4）维A酸类药用药期间应定期检测肝功能。如肝功能短期内不恢复正常或继续恶化,应即停药。用药期间也应监测血内甘油三酯水平,血脂过高者禁用。

（5）服用维A酸类药物时,消化系统症状如恶心、呕吐、食欲减退、腹部疼痛等也比较常见,停药后症状大多逐渐减轻。维A酸类药物不宜与四环素、米诺霉素、维生素A同时服用,以防止药物代谢过程中造成维生素A蓄积中毒。

（6）维A酸类药物影响儿童生长和发育,因此儿童在长期大剂量口服维A酸时,应定期行放射学监测。

（七）维生素类药物

维生素类药物主要用于防治各种维生素缺乏症及作为某些疾病的辅助治疗。

1. 维生素A

具有调节表皮及角质层新陈代谢的功效,有助于保护表皮,治疗鱼鳞病、毛周角化症、维生素A缺乏症。

2. β-胡萝卜素

可以维持皮肤黏膜层的完整性,防止皮肤干燥、粗糙,具有光屏障作用。可治疗卟啉病、多形性日光疹、日光性荨麻疹、盘状红斑狼疮等。

3. 维生素C

能防治坏血病,又称"抗坏血酸",可以降低血胆固醇含量,增强免疫力,增加毛细血管弹性,促进创面和手术切口愈合,防治感冒,可用于过敏性皮肤病、慢性炎症性皮肤病、色素性皮肤病的辅助治疗。

4. 维生素E

能减少细胞耗氧量,抗氧化保护机体细胞免受自由基的毒害;改善脂质代谢,预防炎症性

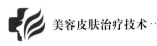

皮肤病、脱发症;改善血液循环、保护组织、降低胆固醇、预防高血压;预防与治疗静脉曲张;治疗黄褐斑,延缓衰老,保护皮肤免受紫外线和污染的伤害,减少瘢痕与色素的沉积,加速伤口的愈合。

5. 烟酸

烟酸也称作维生素 B_3,或维生素 PP,用于防治糙皮病等烟酸缺乏病,也用作光线性皮肤病、冻疮、大疱性类天疱疮等的辅助治疗。

6. 复合维生素 B

可用于脂溢性皮炎、痤疮、脱发等治疗。

(八)其他

1. 氯喹、羟氯喹

皮肤科可用于治疗光敏性疾病,还可以用于治疗系统性和盘状红斑狼疮以及类风湿关节炎。用于多形性光疹,仅用在最大曝光期间。也用于预防术后血栓栓塞。服药后可有食欲减退、恶心呕吐、腹泻等反应,还可出现皮肤瘙痒、紫癜、脱毛、毛发变白、湿疹和剥脱性皮炎、头重、头痛、头昏、耳鸣、眩晕、倦怠、睡眠障碍、精神错乱、视野缩小、角膜及视网膜变性等。羟氯喹胃肠道反应较氯喹轻,眼毒性较低。

2. 雷公藤多苷

可用于治疗红斑狼疮、过敏性皮肤脉管炎、皮炎和湿疹,以及银屑病性关节炎、麻风反应、白塞氏病、复发性口疮、强直性脊柱炎等。孕妇忌服,年老有严重心血管病者慎用,偶有胃肠道反应,可耐受,罕有血小板减少,且程度较轻,一般无需停药,可致月经紊乱及精子活力降低,数量减少。

3. 硫代硫酸钠

除了可以抢救氰化物中毒外,还有非特异性抗过敏作用,偶见头晕、乏力、恶心呕吐等,还可引起血压下降(尤其是注射过快时)。

4. 卡介菌多糖核酸注射液

本品为免疫调节剂,主要用于预防和治疗慢性支气管炎、感冒及哮喘,可提高机体抗感染、抗肿瘤能力。

5. 左旋咪唑

左旋咪唑是一种广谱驱肠虫药,主要用于驱蛔虫及钩虫。该品可提高患者对细菌及病毒感染的抵抗力,还可用于治疗自体免疫性疾病如类风湿关节炎、红斑狼疮以及上呼吸道感染、小儿呼吸道感染、肝炎、菌痢、疮疖、脓肿等。

6. 转移因子

本品是从健康人白细胞中提取制得的一种多核苷酸和多肽小分子物质,为细胞免疫促进剂。具有能获得供体样的特异和非特异的细胞免疫功能,并能促进释放干扰素。无毒副作用,无过敏反应,无抗原性,使用剂量小,起效快,药效持续时间长。临床用于免疫缺陷的患者,如细菌性或霉菌性感染、带状疱疹、乙肝、麻疹等。

7. 胸腺肽

胸腺肽又名胸腺素,是胸腺组织分泌的具有生理活性的一组多肽。临床上常用的胸腺肽是从小牛胸腺发现并提纯的有非特异性免疫效应的小分子多肽。用于治疗各种原发性或继发性 T 淋巴细胞缺陷病,某些自身免疫性疾病和细菌、病毒感染,包括带状疱疹、生殖器疱疹、尖锐湿疣、红斑狼疮、多发性疖肿、痤疮、银屑病、扁平苔藓、鳞状细胞癌及上皮角化症等。

8. 环磷酰胺

该品为最常用的烷化剂类抗肿瘤药,可对肿瘤细胞产生细胞毒作用,还具有显著免疫抑制作用。皮肤科用于治疗红斑狼疮、天疱疮、皮肌炎、变应性皮肤血管炎等。

9. 甲氨蝶呤

甲氨蝶呤也称氨甲蝶呤,属抗叶酸代谢药物,能抑制迟发性超敏反应和体液抗体的产生,皮肤科可用于治疗顽固性或重症银屑病、红斑狼疮、天疱疮等自身免疫病。

10. 他克莫司

他克莫司又名FK506,为一种强力的新型免疫抑制剂,能在治疗特应性皮炎、系统性红斑狼疮、重症银屑病等自身免疫性疾病中发挥积极的作用。

第四章　美容皮肤理化治疗技术

美容皮肤理化治疗技术是用物理因素（超声波、激光、冷冻、电流等）、化学性腐蚀药物（酚、三氯醋酸、水杨酸等）为主要手段，达到治疗、美容目的的一项技术。它们源于临床的物理疗法和化学剥脱疗法。

第一节　冷冻美容治疗技术

冷冻美容治疗技术也称为冷冻疗法，是利用制冷剂作用于病变组织，控制性地使病变组织细胞变性、坏死、脱落达到美容治疗目的，是一种操作简便、安全可靠、被广泛应用的一项皮肤美容治疗技术。用于皮肤美容治疗的制冷剂有气态、液态和固态多种形式，其中液态氮是最常用的制冷剂，其低温可达－196 ℃，化学性质稳定，无毒副作用，价格低廉，使用安全。

一、冷冻美容治疗的原理

冷冻美容治疗的原理是利用冷冻物质持续或间歇性的低温作用于被冷冻的病变组织，使其发生不可逆的组织变性、坏死、脱落。目前认为冷冻导致组织坏死的原理有以下几个方面。

1. 微循环障碍

冷冻使局部血管收缩，血管内皮细胞肿胀，血流缓慢淤滞，管腔内形成血栓，微循环障碍，导致组织缺血性坏死。

2. 冷冻休克

冷冻使病变组织局部温度骤降，短时间内组织细胞有不同程度损伤，使组织细胞发生温度性休克而死亡。

3. 机械性损伤

快速冷冻使细胞内外冰晶形成，冰晶导致细胞机械性损伤。冷冻后在缓慢的冻融过程中，细胞间冰晶首先溶解并吸收大量周围细胞的热能，使细胞内形成更大的冰晶，引起细胞更严重的机械性损伤。

4. 细胞中毒

冷冻使组织中水分结冰,细胞脱水,电解质浓缩,细胞发生中毒死亡。

5. 细胞膜变性

低温和高渗透环境使细胞膜的各种类脂质蛋白复合体变性、分解,致细胞膜破裂,细胞死亡。

6. 综合效应

低温冷冻引起组织细胞急剧的物理和化学变化及微循环障碍等综合效应,进一步加剧组织细胞变性、坏死,达到治疗目的。

二、影响冷冻效应的因素

冷冻效应主要与冷冻时间、冻融次数、降温速度和复温速度等因素有关。冷冻深度和范围主要受冷冻量控制。冷冻量的大小通过冷冻时间、冻融次数控制。冷冻时间是一次冷冻治疗到组织出现苍白结冰的持续时间,应根据病变组织的性质、大小、深浅来决定。从组织结冰到自然融化复温为一次冻融,根据病变组织的性质、特点,可采取多次冻融。在一定范围内,冷冻时间越长,冻融次数越多,降温速度越快,复温速度越慢,可扩大冷冻范围和深度提高冷冻效果。冷冻效应还与组织类型、组织的导热性、含水量及血管分布有关。

三、操作方法

1. 接触法(棉签法)

按病变部位的大小,选择适当的金属冷冻棒(或棉签)蘸饱冷冻剂(图4-1、图4-2),直接与皮肤上的瑕疵接触,并施加一定的压力,控制好冷冻的范围及深度,可以反复多次蘸取冷冻剂进行操作,直到该处的病变异常细胞冻死。这种方法可以用于消除较大的、散在的、表浅的黑痣、色素痣、鲜红斑痣、增生性瘢痕等。

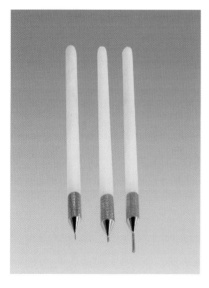

图4-1 冷冻棒

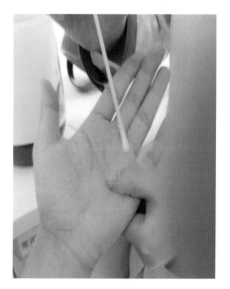

图4-2 棉签冷冻

2. 喷射法

在手提式冷冻仪上安装喷头,喷头一般可以按病变部位大小选择型号(图4-3)。按压开关后就能使液氮从喷头处呈雾状喷射出去,每处皮损可喷射10～20次。这种方法多用于表浅的雀斑、色素斑、老年斑、扁平疣、寻常疣等的治疗。

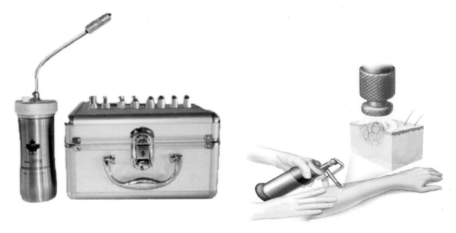

图 4-3　喷射式冷冻仪

3. 综合法

根据病变部位及病情的复杂程度,冷冻治疗可以与激光、手术切除、高频电刀等方法联合使用,以获得更佳疗效。

四、适应证和禁忌证

(一)适应证

1. 病毒疣

如扁平疣、寻常疣、尖锐湿疣、丝状疣、传染性软疣等。一般采用接触法。如果疣表面角质层较厚,应先去掉角质层,再进行冷冻效果更好,一般1～2次冻融即可。

2. 色素性疾病

雀斑、雀斑样痣、老年斑、脂溢性角化病及有碍美观的斑痣,如皮内痣、较小的黑毛痣等。采用接触法时,以局部出现水肿性红斑为度,一般冷冻2～3 s即可达到治疗效果。

3. 血管性疾病

鲜红斑痣(葡萄酒样痣)、毛细血管瘤(草莓状血管瘤)、较小的海绵状血管瘤、面部红血丝、蜘蛛痣等可采用接触法或喷射法,进行1～2次冻融。蜘蛛痣主要冷冻中心血管,使其冷冻凝固,即可达到治疗效果。

4. 良性肿瘤

如睑黄疣、软化纤维瘤、黑素细胞痣(痣细胞痣)、疣状痣(线状表皮痣)、皮脂腺痣(先天性皮脂痣)、汗管瘤、瘢痕疙瘩等。可选用接触法或喷射法,进行2～3次冻融。瘢痕疙瘩可结合注射糖皮质激素治疗效果更好。

5. 炎症性疾病

如增生性疾病、结节性痒疹、疥疮结节、肥厚性扁平苔藓、皮肤淀粉样变性、孢子丝菌病等。根据皮损形态采用接触法或喷射法,结合相应的药物治疗,有较好的治疗效果。

6. 皮肤肿瘤及癌前病变

基底细胞癌(基底细胞上皮癌)、鳞状细胞癌(棘细胞癌)、鲍温病(原位鳞癌)、日光性角化病(老年性角化病)等常采用接触法或喷射法,每次冷冻 30～60 s,冻融 2～3 次。

7. 其他

如斑秃、结节性硬化症、汗孔角化症、硬化萎缩性苔藓等,冷冻有一定的作用。

（二）禁忌证

感觉功能障碍、长期使用类固醇治疗、严重的寒冷性荨麻疹、凝血功能障碍、雷诺病、冷球蛋白血症、冷纤维蛋白血症等禁止使用。

五、注意事项

（1）严格掌握冷冻治疗的适应证和禁忌证。

（2）采用接触法治疗时冷冻棒或棉签要专人专用,避免交叉感染,冷冻棒使用后及时消毒。

（3）使用喷射冷冻时,注意保护好病变周围的正常组织。

（4）冷冻的时候注意避开病变部位的血管、神经。

（5）冷冻治疗过程中一定要控制好冷冻量,宁可反复多次重复治疗,也不要一次冷冻过量,避免留下瘢痕等后遗症。

六、术后护理和常见并发症的处理

（一）术后护理

保护创面,因冷冻后的创面局部为无菌状态,要保持清洁,一般不作包扎。外用抗生素软膏,必要时可口服抗生素。在创面愈合过程中保持创面干燥,自然结痂,自行脱落,不要抓挠创面以免感染,头面部等暴露部位冷冻后,外出要防晒,口服维生素 C、维生素 E 预防继发性色素沉着,不吃辛辣刺激性食物。

（二）常见并发症的处理

1. 疼痛

冷冻术后会出现不同程度的疼痛,一般 30 min 后逐渐减轻,如果疼痛比较剧烈可给予止痛药。

2. 水肿

冷冻后出现不同程度的水肿是最常见的,一般 24 h 内达高峰,1 周后可自行消退。水肿较严重者可用 3% 硼酸溶液湿敷,口服抗组胺药物治疗。

3. 水疱、血疱

在冷冻治疗后数小时内创面处会出现大小不等的水疱或血疱,小水疱可以自行吸收,大水疱可在无菌操作下抽取疱液,涂抗生素软膏预防感染。

4. 出血

治疗较大的血管瘤或肿瘤时,容易发生创面出血现象,一般发生在痂皮脱落时,可以采取压迫止血法。

5. 感染

感染多出现在水疱破损之后,可用抗生素液湿敷,严重的可口服抗生素。

6. 慢性溃疡

冷冻过深,面积过大,损伤到真皮层及皮下组织,容易发生慢性溃疡,常见于循环障碍的老年人和糖尿病患者,局部可用微波激光等理疗方法促进溃疡愈合。

7. 色素改变

冷冻术后皮肤色素减退比较常见,多因冷冻量过大及色素细胞对冷冻敏感所致,面积较小,可不作处理,数月后可逐渐自行恢复。部分患者出现色素沉着,可外用 3% 氢醌霜,配合脱色面膜,口服维生素 C,避免日晒,一般在 6 个月内逐渐恢复正常肤色。

8. 瘢痕

冷冻量过大,位置较深,导致组织破坏较重或继发感染时,容易形成瘢痕。对小瘢痕外用肤疾宁贴敷,能达到止痒、止痛,使瘢痕软化缩小的目的。

9. 神经损伤

多发生在皮肤浅表部位的神经末梢,表现为局部麻木、面瘫、温度感觉和疼痛感觉障碍,可以口服 B 族维生素,6 个月后逐渐恢复。

第二节　激光美容治疗技术

激光是 20 世纪以来,继原子能、计算机、半导体之后人类的又一重大发明,具有光谱单纯、相干性好、方向性强、亮度高的物理特性。根据这些特性,科学家成功研制出红宝石激光、高能超脉冲 CO_2 激光、铒激光等,广泛应用于临床,之后众多的激光医学专家与生物学专家在激光与生物学方面进行了大量的研究和实验,创立了"选择性光热作用"全新理论和倍频及 Q 开关技术,使得各种高能量、短脉冲新型激光器不断问世,目前已广泛应用于皮肤美容治疗,并取得了良好的治疗效果。

一、激光美容治疗原理

(一) 激光的生物效应

激光作用到生物组织后,引起一系列物理、化学或生物学变化,称为激光的生物效应,包括热效应、压强效应、光化效应、电磁效应,利用这些效应达到治疗和美容的目的。

1. 热效应

激光对机体的作用主要与激光功率大小和机体组织对激光的吸收、反射和热传导有关。强激光辐射到生物组织时,局部温度迅速升高,使组织变性、凝固、碳化,甚至气化;弱激光辐射到生物组织被吸收后,能改善血液循环,促进细胞生长及组织修复,在临床上主要应用于激光理疗、激光针灸等。

2. 压强效应

由于激光的高功率密度,对组织产生辐射压力,使组织产生机械性损伤和破坏,称为压强效应。激光刀就是利用压强效应切开组织。

3. 光化效应

光化效应是指激光与生物组织相互作用时,组织吸收光子能量后发生某些化学反应,可致蛋白质、核酸、酶等活性改变,破坏了化学结构并改变其性质,如光敏与氧化作用等。

4. 电磁效应

激光可以以电磁场的形式与组织相互作用。激光产生的电磁场,可使组织电离和分解等。

(二)选择性光热作用

选择性光热作用是指根据不同组织的生物学特征,选择合适的激光参数(波长、脉冲持续时间、能量),有效地治疗病变组织的同时,又不伴有对邻近组织的损伤。该理论实现了激光治疗的准确性、有效性和安全性的完美统一。实现选择性光热作用必须满足三个条件,即波长、脉宽和能量。

1. 波长

不同组织对激光的波长的吸收具有选择性,要选择能作用到靶细胞并被靶细胞组织强烈吸收的激光波长。激光波长与穿透组织的深度成正比,病变部位越深,所需要的波长越长。波长为 510～511 nm、520～530 nm、532 nm 的激光,适合治疗表皮层的色素性皮肤病,如雀斑、脂溢性角化病、咖啡牛奶斑、单纯性雀斑样痣等。波长为 1064 nm 的激光适合治疗真皮层色素性疾病,如太田痣、颧部褐青色痣、外源性色素沉着等。波长为 694 nm、755 nm 的激光适合治疗表皮及真皮交界的色素性皮肤病。

2. 脉宽

脉宽即脉冲持续时间,要小于或等于靶组织的热弛豫时间,以防止引起周围组织的损伤。热弛豫时间是指受热靶组织的热量向周围组织扩散,并使温度降低 50% 所需要的时间,是衡量靶组织热传导速度快慢的指标。根据靶组织的特殊性选择合适的脉宽是激光治疗安全性的根本保证。

3. 能量

常以单位面积上的能量大小即能量密度表示,治疗时要选择能在靶组织上产生足够密度,并将其破坏的能量密度。选择的能量过低,达不到治疗效果,能量过高则有形成瘢痕的危险。在临床实际应用过程中要根据靶组织的性质、颜色、大小、厚薄和治疗时的反应设置能量密度,治疗过程中密切观察靶组织的临床反应及其变化,及时调整。

二、常用美容激光仪器的分类、性能及用途

激光美容仪器种类很多,特点不同,适应证也不尽相同,但激光器的基本结构是相同的,主要由激光介质、激光谐振腔、泵浦系统、导光系统四大部分组成。激光的调 Q、倍频技术是激光控制技术的重要组成部分。调 Q 技术可使激光的脉宽能量集中,在极短的时间内释放,从而提高激光输出功率;倍频技术是通过高激光频率,使激光获得使用频率更宽的波长。

1. 激光的分类

根据激光腔内所填充的介质及波长不同可有不同的名称。如介质为 CO_2,产生波长为 10600 nm 的激光,称为 CO_2 激光。如填充的介质为红宝石,产生的波长为 694 nm,称为红宝石激光。按激光释放能量的运转方式,激光可分为连续激光、半连续激光和脉冲激光;根据其脉冲宽度激光又可分为长脉冲激光和短脉冲激光,前者脉冲宽度为毫秒级,后者脉冲宽度为纳秒级,这类激光有 Q 开关激光(Q 开关红宝石激光、Q 开关翠绿宝石激光、Q 开关 Nd:YAG 激光),在临床治疗中应根据病变的性质特点恰当选择使用。

2. 激光的性能、特点

随着科技的进步,Q 开关及倍频技术的应用,一机可输出多种激光方式,多种波长、脉宽、

能量密度、脉冲间隔等参数任意调节的先进激光治疗技术平台式的新型激光器不断出现,操作方便,同时拓展了皮肤美容治疗空间。常用美容激光器的主要性能、特点和用途见表4-1。

表 4-1 常用美容激光器的主要性能、特点和用途

类 型	激光器名称	运转方式	波长/nm	脉宽	吸收基团	主 要 用 途
气体	CO_2	连续	10600		水	切割、气化、碳化
	CO_2	脉冲	10600	<1 ms	水	气化、磨削、除皱
	氩激光	连续	488～514		血红蛋白	治疗血管性疾病
	铜蒸气	准连续	511～578		血红蛋白	治疗血管性疾病
固体	倍频 Nd:YAG	Q 开关脉冲	1064/532	4～10 ns	黑色素 血红蛋白	治疗真皮色素性疾病 黑色文身 治疗表皮色素性疾病 红色文身
	倍频 Nd:YAG	Q 开关脉冲	532	2～100 ms	血红蛋白	治疗血管性疾病
	红宝石	Q 开关脉冲 长脉冲	694	25 ns 3～100 ms	黑色素	治疗色素性疾病,黑色文身/脱毛
	翠绿宝石	Q 开关脉冲 长脉冲	755	50 ns 30 ms	黑色素	治疗色素性疾病,黑色文身/脱毛
	Er(铒):YAG	脉冲	2940	250 ms	水	磨削除皱
染料	PLTL-1	Q 开关	510	300 ms	血红蛋白 黑色素	治疗浅表色素性疾病,红棕色文身
	SPTL-1B	Q 开关	585	450 ms	血红蛋白 黑色素	治疗血管性疾病
	FPDL	脉冲	585	300～450 ms 7～10 ms	血红蛋白	治疗血管性疾病
	半导体 Lightsheer	长脉冲	800	5～400 ms 可调	黑色素	脱毛

三、操作方法

1. 术前准备

激光治疗前让患者了解一些有关激光治疗过程中的常识,做好心理准备;脱毛者需要剪除毛干。肤色较深者,术前 2 周外用 0.025％维 A 酸软膏或脱色霜及防晒霜。

2. 操作方法

(1) 皮肤常规消毒。

(2) 根据患者具体情况决定是否麻醉。疼痛敏感者可用 5％恩纳霜进行表面麻醉,或用 1％～2％利多卡因局部浸润麻醉。

(3) 操作者佩戴防护镜,同时做好患者眼部防护。

(4) 根据患者的病变性质和特点选择合适的激光参数,调试激光器进入工作状态。

(5) Q 开关脉冲激光要求光斑重叠部分不超过 10％。CO_2 高功率连续激光治疗过程中边烧灼边用生理盐水棉球清除碳化物,直到彻底消除病变组织。

（6）术后局部外用抗生素软膏。

红宝石激光治疗太田痣前后对比见图4-4。

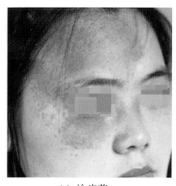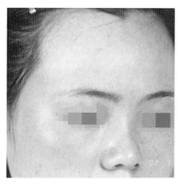

（a）治疗前　　　　　　　　　　　（b）治疗后

图4-4　红宝石激光治疗太田痣

四、适应证和禁忌证

（一）适应证

1. 色素病变

波长为510 nm、511 nm、520～530 nm、532 nm的激光,治疗雀斑、雀斑样痣、颧颞部点状色素斑、瑞尔黑变病、炎症后黑变病、脂溢性角化病、老年性黑子、日光性角化症等表皮层色素性皮肤病效果很好;波长1064 nm的激光适合治疗真皮层色素性疾病,如太田痣、痣细胞瘤、爆炸粉粒沉着症、黑色文身等;波长为694 nm、755 nm的激光适合治疗表皮和真皮交界的色素性皮肤病。

2. 血管性病变

高能量激光治疗血管性疾病具有很好的效果,如Q开关585 nm激光和脉宽可调波长为532 nm的激光,穿透性好,能量高,对毛细血管扩张症、鲜红斑痣、草莓状血管瘤、蜘蛛痣等,有很好的治疗作用。使用Q开关脉冲倍频Nd:YAG长脉冲激光,波长532 nm、脉宽2～100 ms或铜蒸气激光,对浅表直径较小的血管性病变效果明显,反之效果较差。

3. 脱毛

半导体激光是目前比较理想的脱毛设备,其作用机制是选择性光热作用破坏了毛囊中的黑素细胞,使毛囊受到损伤,达到永久性脱毛的效果,适合全身各部位的脱毛,脱毛效果是累积的,治疗次数越多,效果越好。

4. 细小皮肤皱纹

使用脉宽<1 ms、波长10600 nm的CO_2脉冲激光,对痤疮、斑秃、细小皱纹等治疗效果明显。每次照射10 min,一般每日照射1次,10～15次为一个疗程。

5. 皮肤表面赘生物

主要用CO_2激光通过热效应原理,再加上激光的压力效应,对皮肤上的扁平疣、寻常疣、丝状疣、跖疣、尖锐湿疣、血管角皮瘤、睑黄疣、脂溢性角化病、软纤维瘤、疣状瘤、皮脂腺痣、汗管瘤等治疗效果显著。使用波长10600 nm的CO_2连续激光烧灼至基底部,病毒疣边缘可超过疣体基质0.5 nm,防止复发。

（二）禁忌证

瘢痕体质、全身或局部有感染者、凝血机制障碍者、对光敏感者、免疫力明显低下者、精神和心理障碍者。

五、注意事项

（1）严格掌握激光治疗的适应证和禁忌证。
（2）根据病情及治疗反应及时调整治疗参数。
（3）去除色素病变时，避免光斑在同一部位反复照射。
（4）治疗时应摘去受术者佩戴的金属饰品。
（5）严格做好激光的安全防护和场所的安全设置。

六、术后护理和常见并发症的处理

（一）术后护理

术后的创面要保持清洁，外用红霉素等创伤软膏，必要时口服抗生素；在创面愈合的过程中要保持结痂皮的干燥，任其自行脱落，不能强行撕脱痂皮，以免形成新的创面或继续感染。暴露部位行激光术后，外出使用防晒剂，口服维生素 C、维生素 E，预防色素沉着。

（二）常见并发症及处理

1. 水肿红斑

水肿红斑为暂时性的，数日内自行消退，必要时做冷敷，口服抗组胺药。

2. 紫癜或水疱

多见于血管性疾病的治疗，术后要及时冷敷，禁用抗凝药物，水疱过大时要抽吸疱液，局部使用抗生素药膏。

3. 色素改变

脱色是由于损伤到基底色素细胞造成的，面积小一般可自行恢复，不用使用药物治疗。色素沉着，可外用 3％氢醌霜，配合脱色面膜，口服维生素 C，避免日晒，一般在 6 个月内可逐渐恢复正常肤色。

4. 感染

严格遵守无菌操作，术后注意保护创面清洁，必要时应用抗生素。

5. 瘢痕

多见于瘢痕体质或因治疗不当所致，要尽量避免发生。

第三节　高频电美容治疗技术

高频电即频率 100 kHz 以上的电流，也称高频电磁振荡电流。高频电美容治疗技术是利用高频电流在不同的电压下产生热效应和非热效应，使病害组织变性、坏死、碳化和改善微循环，增强免疫功能，从而达到美容目的，是常用的、效果明显的一项医疗美容技术。

一、高频电美容治疗原理

高频电美容仪器可对人体组织产生热效应和非热效应两种作用。

（一）热效应

高频电对机体产生的热效应根据治疗方式的不同分为组织破坏和组织修复两种作用。

1. 组织破坏

治疗电极接近人体组织的时候，与靶组织间形成极高的电场强度，使间隙气体电离，产生电火花，温度急剧升高，灼烧、碳化、切割病变组织，使其变性、凝固、坏死，达到治疗的目的。临床上常用于治疗皮肤表层疣状皮损，如老年疣、寻常疣、睑黄瘤、皮赘等。

2. 组织修复

通过控制电流，高频电场使人体组织的带电离子、带电胶体、氨基酸型偶极子等快速振荡、旋转，相互摩擦，并与周围媒介摩擦达到一定强度时产生温热效应，临床上主要用于理疗，具有抗炎、止痛、改善微循环、促进伤口愈合的功效。

（二）非热效应

非热效应即在不引起产热的电场强度时，在人体不感到热的情况下对机体产生治疗作用。非热效应主要起着增强细胞代谢、提高组织再生功能、改善血液循环、增强免疫功能等作用。理疗中非热效应经常和热效应同时存在。

二、操作方法

根据高频电装置及其作用方式可分为多种治疗方法，常用的有高频电灼治疗、高频电凝治疗、高频电烙治疗。

（一）高频电灼治疗法

适用于较浅表的损伤者（图 4-5）。

（1）治疗区常规消毒，一般不做局部麻醉。

（2）电极距离靶组织 1～3 mm，患者与地面绝缘。

（3）根据损害程度，调整电流大小。

（4）启动电源即产生火花，数秒钟烧毁病变组织。

（5）术后局部涂抗生素软膏。

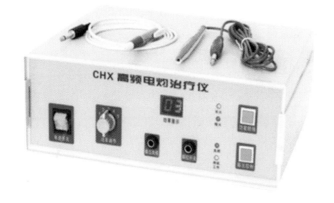

图 4-5　高频电灼治疗仪

（二）高频电凝治疗法

适用于较深的损害。

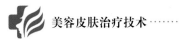

（1）局部常规消毒，用2%利多卡因浸润麻醉。

（2）患者与地面绝缘。

（3）根据损害情况，选择单针或双针治疗电极。

（4）将绝缘柄电极插入损害组织中，通电后见局部组织变白、皱缩即关闭电流，迅速将针拔出，可重复操作。

（5）术后局部涂抗生素软膏。

（三）高频电烙治疗法

高频电烙治疗法常常与高频电灼治疗法同时进行。

三、适应证和禁忌证

（一）适应证

（1）寻常疣、扁平疣、尖锐湿疣等突出皮肤表面的赘生物，疣体较大者可做平面切割式烧灼，保证正常基底不受损害，疣体边缘整齐，数目较多的可分批烧灼。

（2）蜘蛛痣、毛细血管瘤、酒渣鼻、毛细血管扩张、化脓性肉芽肿。毛细血管瘤直接凝固，蜘蛛痣烧灼中央主干血管即可，毛细血管扩张可分段点状凝固封闭。

（3）色素痣、脂溢性角化病、软纤维瘤、汗管瘤、睑黄瘤。

（4）雀斑、雀斑样痣用低挡电流做浅表点式烧灼，快速达到凝固即可，腋臭采用点式电凝法分段凝固汗腺。

（5）组织修复疗法适应证有带状疱疹、疖肿、冻疮、丹毒等。

（二）禁忌证

瘢痕体质者，安装心脏起搏器者，全身或局部有感染者，凝血机制障碍者，免疫功能明显低下者，精神和心理障碍者。

四、注意事项

（1）严格掌握适应证和禁忌证。

（2）严格消毒：一人一针避免交叉感染，损害深而大者需要行局部麻醉。

（3）根据皮损所在层次选择合适的输出量。

（4）对真皮层损害需先行试验性治疗，确定疗效，避免产生瘢痕。

五、术后护理和常见并发症的处理

（一）术后处理

术后保持创面清洁、干燥，外用抗生素软膏，必要时口服抗生素，创面愈合过程中任其自行脱落，不能强行撕脱痂皮以免形成新的创面或继发感染。

（二）常见并发症及其处理

1. 瘢痕

尽量避免发生，留下的凹陷性瘢痕可用高频电再次淡化；隆起性瘢痕可用冷冻后加曲安奈德混合液与2%的利多卡因等量混合液于瘢痕内注射治疗。

2. 色素异常

部分患者术后可发生色素沉着或色素脱失，色素沉着一般在3~6个月内可自行消退，亦可涂用 3% 的氢醌霜等祛斑霜;色素脱失发生率低,主要发生在眼睑等皮肤较薄处。

3. 复发

复发与皮损的性质有关。对治疗不彻底的患者,可重复治疗。

4. 感染

内服抗生素,外用红霉素等抗生素制剂。

第四节 强脉冲光美容治疗技术

强脉冲光是一种连续的多波长的非相干性光,波长范围在 500～1200 nm,强脉冲光治疗仪可以通过滤光片选择波长,因此具有选择性去除色素斑,促使胶原纤维和弹力纤维增生和重新排列,使皮肤恢复弹性,消除或减轻皱纹,毛孔缩小,对皮肤起到抗衰老和使皮肤年轻化的作用,该治疗法也称光子嫩肤术。该技术已经成为美容皮肤治疗中一种重要的、不可或缺的新型美容治疗技术。

一、强脉冲光美容治疗的原理

强脉冲光可穿过皮肤组织,并且不同波长的强脉冲光对组织的作用具有选择性,从而产生不同的光生化、光热解反应,利用这一特点能满足不同的治疗要求。

1. 光热分离原理

输出强脉冲光时,波长较短的光可被皮肤的色素基团和血管中的血红蛋白选择吸收,使色素基团分解破坏,再经皮排出,或被吞噬细胞吞噬,经肾脏排出,达到去除色素斑的目的;使血红蛋白变性、凝固、血管闭塞,达到治疗毛细血管扩张的效果。毛囊中的色素吸收波长较长的强光热能,破坏毛囊,达到脱毛的效果。

2. 生物刺激作用

输出的脉冲光中波长较长的光可穿透表皮达真皮深层组织,产生光热作用和光化学作用,使皮肤的胶原纤维和弹力纤维重新排列和再生,恢复弹性,达到改善皮肤纹理、消除皱纹、缩小毛孔等美容效果。

二、操作方法

(1)术前清洁治疗区皮肤。肤色深者术前 1 个月防晒,使用脱色霜。

(2)操作者佩戴专业防护眼镜,受术者佩戴护眼罩,治疗区均匀涂抹冷凝胶(图 4-6)。

(3)接通电源,打开锁开关,机内水泵进入工作状态后,进行参数设置。

(4)治疗参数应实行个体化,根据治疗目的、治疗部位、肤色深浅、皮肤厚薄等个体差异进行设置。参数设置原则:①脉宽:皮肤越厚,病变越深,脉宽调长,一般从 2～3 个脉冲,2.4～6.0 ms 脉宽开始。②脉冲间隔:皮肤越黑,脉冲间隔应调长,从 15～40 ms 逐渐延长。③能量密度:从低能量密度开始,皮肤越黑,反应越敏感,能量密度应适当调小。

(5)治疗探头晶体表面始终和皮肤表面平行,晶体离皮肤表面 1～2 mm,按下开关,即开始治疗。

(6)每 3～4 周治疗 1 次,2～5 次为一个疗程。

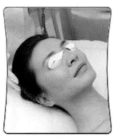
第一步

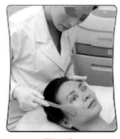
第二步

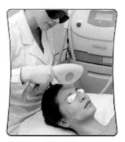
第三步

图 4-6　强脉冲光美容治疗

三、适应证和禁忌证

（一）适应证

（1）血管性病变：浅表毛细血管扩张，酒渣鼻红斑期，磨削术和其他换肤手术后的红斑。浅表并且直径较小的毛细血管扩张美容效果良好，治疗时需要冰敷，使血流减慢，红细胞聚集，充分吸收光子能量，破坏损容性血管，达到美容治疗目的。

（2）色素性病变：较密集雀斑、咖啡斑、皮肤色素异常、老年斑。

（3）其他：细小皱纹、皮肤松弛、毛孔粗大、光老化、痤疮和水痘等引起的较浅的凹陷性瘢痕。

（二）禁忌证

（1）近期在阳光下暴晒者。

（2）光过敏者，正在使用光敏性药物者。

（3）瘢痕体质者，妊娠妇女，糖尿病患者。

四、注意事项

（1）治疗后出现局部潮红，在 12～24 h 后会逐渐缓解，说明参数设置适度。如果皮肤无潮红或无任何反应，说明参数设置不合适，能量密度低，应增加能量密度，增加能量密度每次不能超过 2 J/cm²。

（2）在光照眼睑、口唇周围、前额部位时可适当抬高治疗头，能量密度调低 10%。

（3）光照时尽量使皮肤紧绷或伸展，保持治疗头晶体面与皮肤平行。

（4）光照过程中局部反应重者及时调整能量密度，禁止重复照射。

五、术后反应和护理

（1）术后局部可出现轻微的灼热感及潮红，1～2 h 后会逐渐消退。

（2）术后治疗区冷敷，可以减轻灼热感。

（3）术后 1 周内禁止使用热水清洗。

（4）术后避免日晒，外出涂抹防晒霜，夜间使用保湿霜。

六、并发症及其处理

1. 水疱、紫癜

由于参数设置过高或治疗头与皮肤间距离太近造成。轻者可自然恢复，重者可用 3% 硼酸液湿敷,渗出液较多者可口服抗组胺药。

2. 色素异常

部分患者术后可发生色素沉着或脱失。色素沉着一般可在 3～6 个月内自行消退,局部涂抹 3% 氢醌霜。极少数患者可出现色素脱失。

第五节　微波美容治疗技术

微波是一种频率非常高的电磁波,微波包括的波长范围没有明确的界限,其波长从 1 mm 到 1000 mm,由于微波的频率很高,所以也称超高频电磁波。微波具有一定的穿透力,穿透力与频率成正比,穿透生物体时释放能量,利用微波的这些特点,目前在医疗美容治疗中常用微波治疗仪去除微小的皮损,其特点是治疗时不产生烟雾尘,无出血,也可用于理疗。

一、微波美容治疗的原理

微波与生物组织的相互作用主要表现为热效应和非热效应两种形式。

1. 热效应

微波能够透射到生物组织内部使偶极分子和蛋白质的极性侧链以极高的频率振荡,引起分子的电磁振荡等作用,增加分子运动,导致热量产生,当温度达到一定程度时,病变组织凝固、变性、坏死,达到美容治疗的目的。

2. 非热效应

微波作用于机体时,能够对氢键、疏水键和范德华力产生作用,使其重新分配,从而改变蛋白质的构象与活性,引起一系列生物化学和生理反应,称为非热效应。非热效应可增强细胞代谢,提高组织再生与修复能力,调节循环和神经系统,改善免疫功能,用以解痉、止痛、促进炎症消散等。

二、操作方法

（一）微波治疗

1. 皮损处常规消毒

根据患者对疼痛的耐受性,决定是否用局部浸润麻醉。

2. 选择治疗头

皮损直径小于 1.0 mm 者,可用单针治疗器;皮损直径大于 1.0 mm 者,选用双针或平头治疗器。

3. 设定时间

根据皮肤损害直径大小与损害深浅设定治疗时间,一般设定 1～2 s,可逐渐增加至 3～5 s 或更长时间。

4. 设定功率

根据皮损情况逐渐增加设定功率,一般从 10～15 W 开始增加至 15～20 W 或更大。注意观察患者的反应。

5. 治疗

将治疗器垂直接触皮损处,踩下脚踏开关,皮损凝固发白后,松开脚踏开关,再移动治疗

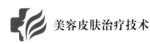

探头继续治疗相邻组织或其他皮损。

6. 其他

治疗结束后,关闭电源,待仪器冷却后,消毒治疗头,以备下次使用(图 4-7)。

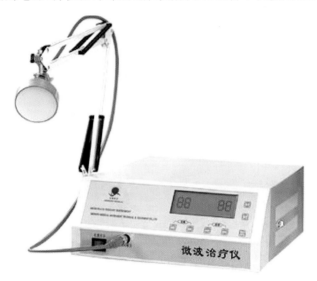

图 4-7 微波治疗仪

(二)微波理疗

利用微波的非热效应,对带状疱疹、肌炎等,结合临床进行辅助性治疗,每次 10 min,每日 1 次,10～15 天为一个疗程。冻伤、烫伤、丹毒、慢性非特异性炎症等,每次 30 min,每日 1 次,10～15 次为一个疗程。治疗时治疗头与人体垂直距离为 5～10 cm,治疗剂量及时间的选择应根据疾病的性质及患者的直观感觉而定。

三、适应证和禁忌证

(一)适应证

(1)病毒引起的寻常疣、扁平疣、传染性软疣等。将整个疣体凝固即可。

(2)血管病变、毛细血管扩张症、单纯性血管瘤、老年性血管瘤、蜘蛛痣等。单纯性血管瘤整个瘤体凝固即可,毛细血管扩张症可分段点状凝固,蜘蛛痣可凝固封闭中心血管顶端。

(3)色素痣、汗管瘤、化脓性肉芽肿、皮赘、睑黄疣、皮肤原位癌、小的恶性皮肤肿瘤等。选择合适的能量凝固突出皮面部分即可。

(4)微波理疗适用于带状疱疹、疖肿、冻疮、烫伤、丹毒、肌炎、慢性非特异性溃疡等。

(二)禁忌证

眼部周围皮损禁用,因眼球晶体对微波很敏感,可致晶体混浊。儿童慎用微波治疗,因微波对生长过程的骨组织容易产生损害。瘢痕体质者、妊娠期腹部皮损者、免疫功能明显低下者、精神和心理障碍者勿用微波治疗。

四、注意事项

(1)治疗或理疗时,应取下衣服上的金属物或首饰。

（2）治疗时，治疗器必须接触组织后，才能踏下开关，切勿空载。

（3）治疗过程中，若邻近眼睛、睾丸，应进行有效的遮盖保护。

（4）治疗器或辐射器不能向机器面板或金属板照射。

（5）治疗时注意观察病变组织的变化，以变白为准，如有意外，可随时松开脚踏开关，提前终止治疗。

（6）放置治疗器或理疗器时，应关闭电源开关。

五、术后护理和常见并发症的处理

（一）术后护理

术后创面要保持清洁、干燥，外用抗生素软膏，必要时口服抗生素。病变组织结痂后任其自行脱落，不要急于揭痂。

（二）常见并发症及其处理

1. 瘢痕

掌握好微波治疗剂量，一般可避免发生。肥厚性瘢痕可冷冻后加曲安奈德混浊液与 2% 利多卡因等量混合后瘢痕内注射治疗。

2. 色素沉着

一般可在 3～6 个月内自行消退，也可涂 3% 氢醌霜等祛斑。

3. 复发

与皮损的性质有关，对治疗不彻底者，可重复治疗。

第六节 长波紫外线美容治疗技术

长波紫外线（UVA）美容治疗也称为光化学疗法，是利用波长 320～400 nm 的紫外线对人体皮肤穿透性好（可达到真皮深处）的特点，结合内服、外用光敏剂后引起的生物效应或光化学反应，达到治疗和美容效果的一种方法。目前最常用的是光敏剂补骨脂素加照射 UVA，简称为 PUVA 疗法。

一、UVA 美容治疗的原理

（1）UVA 可明显抑制表皮朗格汉斯细胞抗原递呈细胞的活性，减轻炎症反应，改善局部血液循环，临床上常用于治疗各种皮疹的炎性期，效果良好，治疗简便，对光过敏者禁用。

（2）UVA 在光敏剂协同作用下，与表皮 DNA 双螺旋链上的胸腺嘧啶发生化学反应，影响 DNA 的复制合成，使表皮细胞的分裂和增殖受到抑制，从而抑制表皮细胞增生，常用于治疗银屑病及一些增生性皮肤病，效果明显。

（3）UVA 或 PUVA 疗法可激活黑素细胞内的酪氨酸酶活性，恢复和促进黑色素形成，临床常用于治疗白癜风及色素缺失性皮肤病等。

二、操作方法

1. UVA 光源

主要采用人工光源，波长范围 320～400 nm。

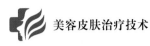

2. 光敏剂

常用补骨脂类衍生物,如 8-甲氧补骨脂素(8-MOP)、5-甲氧补骨脂素(5-MOP)、人工合成的三甲基补骨脂素(TMP)。目前最常用的为 8-MOP,可内服或外涂。

3. 生物剂量测定

测定最小光毒红斑量,最小光毒红斑量即口服治疗量 8-MOP,2 h 后照射 UVA,48～72 h 内出现肉眼可见的最弱红斑所需的照射剂量即为一个最小光毒红斑量。

(1)测定辐照强度:辐照强度是指单位面积上的能量,通常指每平方厘米面积上的能量。辐照剂量取决于辐照强度和辐照时间两个参数。计算公式:

$$辐照时间(T) = \& / E$$

式中:& 为单位面积上的辐照剂量,单位为 J/cm^2;E 为垂直照射在单位面积上的辐照强度,单位为 mW/cm^2。

1 J＝1000 mW·s。设灯具辐照强度为 2 mW/cm^2,如辐照剂量为 0.2 J/cm^2 时,则辐照时间为 200 mW·s/2 mW＝100 s。

(2)操作:

① 为避免胃肠道反应,口服 8-MOP 时,可与牛奶或食物同时服用,服药 1.5～2 h 后照射 UVA。照射剂量从最小光毒红斑量的一半开始,根据患者的反应情况逐步增加到 2～5 个最小光毒红斑量。每周照射 3 次,当大部分皮损消退后可改为每月一次维持量。

② 外用法:皮损处外涂浓度为 0.1%～0.5% 的 8-MOP,涂药后 40 min 至 1 h 进行光疗。每周 2～3 次,有效后可改为每周 1 次(图 4-8)。

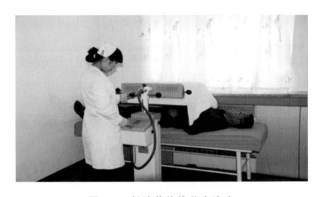

图 4-8 长波紫外线美容治疗

三、适应证和禁忌证

(一)适应证

(1)表皮增生性疾病:银屑病、玫瑰糠疹、毛发红糠疹、泛发性扁平苔藓、蕈样肉芽肿等。

(2)色素性皮肤病:外伤引起的皮肤脱色、白癜风,PUVA 是常规的较为有效的治疗方法,但白癜风治疗周期较长。

(3)光敏性皮肤病:特应性皮炎、日光性皮炎、斑秃、慢性皮肤溃疡等。光敏性皮肤病照射 UVA 从小剂量开始,逐渐增加时间,提高耐受性,结合外用光敏剂局部治疗即可。

(二)禁忌证

皮肌炎、卟啉症、多形性日光疹、白内障、严重心血管疾病、红斑狼疮、着色性干皮病、恶性黑素瘤及疑患皮肤恶性肿瘤者、妊娠妇女、砷剂治疗者及近期接受放疗或放射性核素治疗者。未成年者慎用。

四、注意事项

（1）治疗时，操作人员应戴专用防护镜，患者正常部位应有效遮蔽，特别是眼部和男性生殖部位。

（2）初诊患者应测试最小光毒红斑量，按病情确定剂量大小。

（3）照射时禁止随意改变辐射距离和参数，保持固定体位。

（4）治疗期间禁食光敏性食物和药物，外出避免阳光照射。

（5）服药期间及停药一周内外出戴防紫外线眼镜，避免日晒。

五、并发症及其处理

（1）皮肤干燥瘙痒：应避免搔抓，外涂润肤剂，如鱼干软油膏、维生素E霜等。

（2）严重红斑：可能为照射剂量过大或额外强光照射及使用光敏性药物所致，根据情况应暂停治疗并避免日晒。红斑消退后，适当减小辐射剂量。

（3）消化道反应：补骨脂素有消化道刺激症状，可与牛奶或食物同时服用。

（4）皮肤老化及色素沉着：可服用维生素C、维生素E，局部外用维生素E霜、3%氢醌霜等。

第七节　化学剥脱术

化学剥脱术又称化学外科术、换肤术，是利用化学药物控制性地使病变组织变性、坏死、脱落、去除老化皮肤等，达到治疗和美容目的的一种治疗方法。化学剥脱术在医疗美容中多用于治疗面积较大、比较表浅的色素性损害，如色素沉着性皮肤病、皮肤角化症等，操作简单，效果明显，是常用的一项美容治疗技术。

一、化学剥脱美容治疗原理

化学剥脱术实质是人为控制的一种化学灼伤处理，当剥脱剂涂于病变皮肤表层时，使表皮剥脱和浅层组织缺血、结痂、脱落后，形成新生的、光滑润泽的表皮组织，继而达到美容治疗目的。化学剥脱对颊部、前额和眼周的细微皱纹及口周的垂直皱纹效果明显。当剥脱达真皮浅层时可促进真皮胶原再生、重组，弹力纤维收缩，使皮肤变得光滑而富有弹性，达到换肤美容的目的。

二、化学剥脱术分类及常用的剥脱剂

临床上根据其腐蚀程度深浅，分为浅度剥脱、中度剥脱、深度剥脱。

（1）浅度剥脱：剥脱深度约0.06 mm，即可剥脱至颗粒层到真皮乳头浅层。其剥脱剂主要有10%～25%三氯醋酸、Jessner溶液、α-羟基酸类等，适用于治疗浅表色素病变、表皮老化去角质等，效果显著。

（2）中度剥脱：剥脱深度约为0.45 mm，即可剥脱至真皮网状层浅部。剥脱剂主要有

88％苯酚、35％～55％三氯醋酸等。常用来治疗睑黄疣、扁平疣、汗管瘤等,病损部位较深者。应谨慎采用,使用不当会造成浅表性瘢痕。

（3）深度剥脱:剥脱深度约为 0.6 mm,即可剥脱至真皮网状层中部。剥脱剂主要为 Baker/Gordon 溶液(88％苯酚 3 mL、巴豆油 3 滴、Septsol 8 滴、蒸馏水 2 mL),此配方有较强的穿透力,因其含有巴豆油,可促进上皮细胞快速增生,用于除皱换肤。

三、操作方法

（1）术区清洁:用肥皂和温水清洁治疗区皮肤,用 75％乙醇消毒并去除油脂,使剥脱剂易于渗入皮肤。

（2）根据病情选择合适的剥脱剂,复方制剂须用前配制,避免失效。

（3）若剥脱面积较大,在术前应向患者说明术中及术后反应,取得患者密切配合,术前半小时注射镇静剂和止痛剂,保证手术顺利实施。

（4）用凡士林保护好周围皮肤。

（5）用无菌面刷蘸取剥脱剂,快速、均匀涂于皮肤区,至皮肤成霜白色为止(图 4-9)。用干棉球吸去残余剥脱剂,防止流到周围正常皮肤。

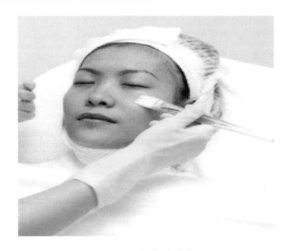

图 4-9 化学剥脱术

（6）涂药时应避开眉毛和头发,并防止药液流入眼睛和口唇黏膜。一旦流入眼睛和口唇黏膜,应用大量生理盐水冲洗。

（7）术后无需包扎,避免出汗,1～2 周后病变组织结痂逐渐脱离,新生上皮再生,皮损消除(图 4-10)。

（8）若治疗不彻底,可间隔 28 天后再行治疗。

四、适应证和禁忌证

（一）适应证

（1）色素性皮肤病:雀斑、老年斑、咖啡斑、雀斑样痣等。炎症后色素沉着或脱落者须慎用。

（2）颜面部细小皱纹及光老化皮肤。

（3）扁平疣、汗管瘤、脂溢性角化病、睑黄疣、表浅性痤疮瘢痕。

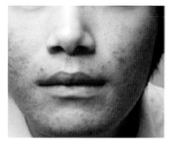 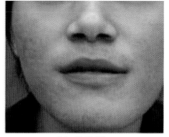

(a) 换肤前　　　　　　(b) 换肤后

图 4-10　换肤前后对比

（二）禁忌证

瘢痕体质者,白癜风患者,对苯酚及化学剥脱剂过敏者,局部有细菌、病毒感染者,患免疫缺陷性疾病者,6 个月内服过维 A 酸类药物者,妊娠妇女,恶性皮肤肿瘤患者,活动性单纯疱疹者,精神障碍者。

五、注意事项

（1）严格掌握适应证和禁忌证。

（2）涂抹药液操作时一定要准确、均匀,避免重复涂药和药物滞留,以免造成剥脱过深,形成瘢痕。

（3）较大面积皮肤剥脱术后,患者应住院观察,进行抗感染治疗。

六、术后护理和常见并发症处理

（一）术后护理

（1）术后减少活动,避免出汗。

（2）创面保持清洁。创面愈合过程中如有干燥不适,可涂凡士林或红霉素软膏。让创面自然结痂愈合,不可强行撕下痂皮,以免破坏新生组织,否则会出现新的创面,继发感染,形成瘢痕。

（3）术后 1 年内,严禁在日光下暴晒,合理使用防晒霜。愈后早期口服维生素 C、维生素 E,连续服用 2～3 个月,预防色素沉着。

（二）常见并发症及其处理

（1）色素沉着:色素沉着是比较常见的并发症,见于炎症后色素沉着体质者或脱痂后过多接受日光照射者,但一般术后 3～6 个月会逐渐恢复正常。可服用维生素 C、维生素 E,避免日晒及不良刺激,避免服用光敏性药物,如避孕药、磺胺类药物等。

（2）瘢痕增生:见于瘢痕体质或剥脱剂浓度过大、用量过多及术后护理不当者,多见于上唇、口周等处。所以一定要严格掌握用药量及作用时间,加强术后护理。如已出现瘢痕,可外用 0.05％维 A 酸霜和糖皮质激素制剂。

（3）丘疹:部分受术者可出现粟丘疹,可能是由于细小毛囊口被封闭所致,可由医护人员用无菌针挑除后外涂抗生素软膏治疗。

第五章　皮肤附属器疾病

学习目标

掌握:痤疮的病因及诱发因素,痤疮的分型及特点,痤疮的鉴别诊断。

熟悉:脂溢性皮炎、斑秃、雄激素性脱发、臭汗症的临床表现。

了解:皮肤附属器疾病的防治。

第一节　痤　　疮

一、概念

寻常性痤疮(acne vulgaris)是青春期常见的一种毛囊皮脂腺慢性炎症性疾病,表现为粉刺、丘疹、脓疱、结节、囊肿及瘢痕,好发于面、背、胸等皮脂溢出部位(图5-1)。

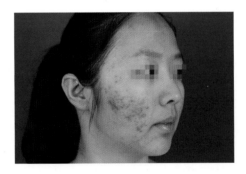

图 5-1　痤疮

二、病因及发病机制

痤疮是一种多因素引起的疾病,其发病机制常与皮脂分泌活动增加、毛囊皮脂腺导管角化过度、微生物感染和炎症的产生有关。青春期性腺发育,体内雄性激素增多,致使皮脂分泌增加,并使毛囊皮脂腺导管角化过度,皮脂排出不畅,堵塞于毛囊中而形成脂栓。毛囊内的痤疮棒状杆菌分解皮脂,产生游离脂肪酸,刺激毛囊壁及其周围组织出现炎症反应,形成丘疹、脓疱、结节和囊肿等皮肤损害。遗传、饮食、药物、化妆品、卫生习惯不良及某些职业等因素亦与痤疮的发病有关。

三、临床表现

多发于15～30岁的青年男女,但近年来发病年龄有扩大趋势。皮损主要发生在面部,尤其是前额、双颊部、颏部,其次是上胸背部及肩部,多对称分布,伴皮脂溢出。

皮损初起为粉刺,有白头粉刺与黑头粉刺两种。白头粉刺亦称闭合性粉刺,为皮色丘疹,针头大小,毛囊开口不明显,不易挤出脂栓。黑头粉刺亦称开放性粉刺,丘疹中央为明显扩大的毛孔,脂栓阻塞于毛囊口,表面因皮脂氧化而呈黑色,较易挤出黄白色脂栓。粉刺可发展为炎性丘疹、脓丘疹或脓疱、结节及囊肿等。临床上常数种损害同时存在。

当继发细菌感染时皮损红肿明显,有压痛,愈后遗留萎缩性或增生性的瘢痕。也可以根据皮损的主要表现分为丘疹性痤疮、脓疱性痤疮、结节性痤疮、囊肿性痤疮、聚合性痤疮等。聚合性痤疮是最严重的一种,多见于男性,表现为严重的结节、囊肿、窦道、瘢痕,长期不愈,影响容貌。

痤疮根据严重程度可分为:

Ⅰ度(轻型):黑头粉刺,伴散发丘疹。

Ⅱ度(中等度):Ⅰ度+丘疹+浅在性脓疱,但局限于颜面。

Ⅲ度(重度):Ⅱ度+深在性脓疱,分布在颜面、颈部和胸背部。

Ⅳ度(重度至集簇性):Ⅲ度+结节、囊肿,伴瘢痕形成,发生于上半身。

根据主要皮肤损害的形态和特点,痤疮可分为不同的临床类型。其中寻常性痤疮最常见,病程慢性,在脂溢部位可出现粉刺、丘疹及脓疱,时轻时重,持续数年方缓解而痊愈,有的留下萎缩性瘢痕;聚合性痤疮较为严重,多见于男性,损害以囊肿、结节为主。囊肿常大而不规则,有波动性,呈紫红色,破溃后流出胶冻状脓性或黏液性浆液,可形成瘘管。病程顽固,常持续多年,最后可形成凹陷性瘢痕。此外还有恶病质型痤疮及暴发性痤疮等。

四、诊断及鉴别诊断

根据患者多为青年男女,好发于颜面及上胸背部,有黑头粉刺、丘疹、脓疱、结节囊肿、瘢痕等典型皮损特征和对称分布,诊断并不难,但应与酒渣鼻、痤疮样药疹、职业性痤疮及颜面播散性粟粒狼疮等鉴别。

五、治疗

治疗原则:去脂、溶解角质、杀菌、消炎及调节激素水平。

1. 一般治疗

嘱患者生活上要注意改变饮食习惯,少食油腻及辛辣食物,多吃蔬菜及水果。经常用温水及硫黄肥皂洗涤患处,保持清洁卫生,避免使用不适当的化妆品。禁用溴、碘类药物。局部不要用手挤压,以免感染。注意调整胃肠功能,保持大便通畅。保持充足的睡眠、良好的情绪、乐观的态度。

2. 全身治疗

(1) 抗生素类:四环素0.25 g/次,4次/天口服,连服1个月后每2天递减0.25 g,至每日0.25～0.5 g,维持6个月;红霉素剂量同四环素;二甲胺四环素50 mg/次,2次/天,口服2～3周后减为50 mg,1次/天。

(2) 维生素类:口服维生素A 5万U,3次/天,连用4～8周,维生素B_2 5～10 mg,3次/天口服,维生素 B₆ 10～20 mg,3 次/天口服等。

(3) 维 A 酸类:一般用于严重痤疮(结节、囊肿性),13-顺维 A 酸 1～2 mg/(k·d),分 2 次口服,连服 2～3 周,副作用有皮肤干燥、唇炎、消化道症状,本药对肝有毒性作用,易致畸,应注意避孕。

(4) 口服锌制剂:硫酸锌 0.2 g/次,2～3 次/天,连服 4～12 周。

(5) 性激素制剂:可用于严重的或难治的女性痤疮患者,但不应该作为常规治疗,应权衡利弊,如己烯雌酚 1 mg,1 次/天,10～14 天为 1 个疗程,女性患者在月经后第 5 天应用,连服 22 天,避孕药按避孕规定的剂量服用;安体舒通 40～60 mg/d,连服 1 个月。

(6) 皮质类固醇激素:仅用于严重的结节、囊肿性及聚合性痤疮患者。强的松 30～40 mg/d,口服。

3. 局部治疗

消炎、杀菌、去脂。

(1) 抗生素:如四环素、红霉素、氯林可霉素软膏或霜剂外用,主要用于炎症性皮肤病;如 1%红霉素酊、2%氯霉素水杨酸酊、1%洁霉素溶液等,1～2 次/天,外搽。

(2) 角质剥离剂:维 A 酸霜(0.05%～0.1%)、2.5%～10%过氧化苯酰、5%硫黄洗剂、1%～2%雷锁锌溶液等。

(3) 皮损内注射:适用于炎症性结节和囊肿性痤疮。去炎松混悬液 0.05～0.1 mL,注入结节、囊肿内,每周 1～2 次。

(4) 粉刺挤压器压出粉刺:清洁皮肤后,用特制的粉刺挤压器压出粉刺,对黑头粉刺可直接压出,白头粉刺则先用注射针头或刀尖挑开后再压出。炎症重者慎用。

(5) 蓝光和红光联合照射,对轻、中度痤疮有效。

(6) 倒模面膜:药物面膜及石膏面膜亦可采用。清洁皮肤后,应用中医按摩手法,配以相应药物结合倒模粉做倒模。利用其发热、冷却与收敛等物理作用,使药物治疗、按摩和理疗融为一体,相互作用,达到治疗和美容效果。

(7) 切开引流:对囊肿或脓肿切开引流,可促使损害愈合或缩短病程。

(8) 皮肤磨削术疗法:对浅表性瘢痕效果较好,对增生性瘢痕也有效,而对凹陷性瘢痕效果较差。有瘢痕体质者禁用。

(9) 液氮冷冻喷雾法或点涂,适用于结节性或囊肿性痤疮。

(10) 其他:目前广泛使用的离子喷雾、倒石膏面膜、紫外线理疗、激光及 IPL 治疗等亦均有较好效果。

4. 中医中药

治宜宣肺清热,凉血祛风,方用枇杷清肺饮、痤愈汤、疏肝活血汤等加减。

第二节　脂溢性皮炎

一、概念

脂溢性皮炎(seborrheic dermatitis)是发生在皮脂溢出基础上的一种慢性炎症性皮肤病,表现为暗红色斑片上覆有油腻性鳞屑或痂皮,常分布于头面、躯干等皮脂分泌活跃部位(图

5-2)。多见于成人和新生儿。

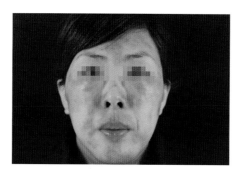

图 5-2　脂溢性皮炎

二、病因及发病机制

尚不完全清楚。脂溢性皮炎的发病可能与皮脂溢出、微生物、神经递质异常、物理气候因素、营养缺乏以及药物等的作用有关。近年来,卵圆形糠秕孢子菌与脂溢性皮炎的关系得到了重视,认为其在脂溢性皮炎的发病中起重要的作用。此外,精神因素、饮食习惯、B 族维生素缺乏和嗜酒等,对本病的发生发展也可能有一定影响。

三、临床表现

皮损好发于头皮、颜面、胸背中央等多脂、多毛部位。初期表现为毛囊性红色小丘疹,逐渐扩大融合成大小不等的黄红色斑片,界限清楚,其上覆油腻性鳞屑或痂皮。病程呈慢性,有不同程度的瘙痒。可伴发脂溢性脱发、痤疮、酒渣鼻。发生在躯干部的皮损常呈环状,皮损多从头皮开始,逐渐往下蔓延,严重者可泛发全身,发展为红皮病。

出生后不久发病者称为婴儿脂溢性皮炎,头顶或全头皮,甚至眉区、鼻唇沟、耳后等处有灰黄色、黄褐色油腻的鳞屑或痂皮,微痒,无全身症状,常可在 1 个月左右渐愈。对于持久不愈者,应考虑特应性皮炎的可能性。

四、诊断及鉴别诊断

本病好发于头皮、颜面等皮脂腺丰富的部位,常伴有皮脂溢出,红斑上有油腻性鳞屑、痂皮,对称分布,病程慢性,易反复发作等,根据这些临床特征可进行诊断。应与下列疾病相鉴别。

1. 银屑病

头面部银屑病损害分散成片状,界限分明,鳞屑很厚,触之高低不平,头发不脱落,短发聚集而成束状,重者损害可连成大片,扩展至前发际处,侵及前额数厘米。刮去鳞屑有薄膜现象及出血现象,是银屑病损害的重要特征。

2. 玫瑰糠疹

好发于颈、躯干、四肢近端,呈椭圆形斑疹,中央略带黄色,边缘微高隆起,呈淡红色,上覆白色糠秕样鳞屑。初起为单个损害,称为母斑;母斑渐大,直径可达 2～5 cm 或更大,有时可有 2～3 个母斑同时出现。1～2 个月后陆续出现较小的红斑,发生于躯干处,皮疹长轴与皮纹一致,一般 4～6 周可自行消退,不复发。

3. 体癣

损害边缘隆起而狭窄。界限清楚,有中央痊愈向周围扩展的环状损害。瘙痒明显,患者往往有手足甲癣的病史。

4. 红斑性天疱疮

主要分布于面、颈、胸背正中部。开始在面部有对称形红斑,上覆鳞屑及结痂,颈后及胸背部在红斑基础上有水疱出现,破裂后形成痂皮,尼氏征阳性。

五、治疗

婴儿脂溢性皮炎通常有自愈倾向,成年人脂溢性皮炎则常为慢性复发性过程,通常需要长期反复治疗。

1. 一般处理

生活规律,睡眠充足,调节饮食,多吃蔬菜,限制多脂及多糖饮食,忌饮酒及食辛辣刺激性食物,避免过度精神紧张。

2. 全身治疗

(1) 糖皮质激素:如泼尼松,可治疗皮损面积大而炎症重的病例,疗程通常限于7~10天,不宜过长。

(2) 雷公藤多苷:适用于炎症明显、范围较大的患者。若联合小剂量糖皮质激素,则效果更佳。

(3) 抗生素:炎症较重的脂溢性皮炎病灶内往往合并有细菌感染(主要是金黄色葡萄球菌感染),有时甚至出现脓疱和颈淋巴结增大。适当应用抗生素有好处,如四环素或红霉素。

(4) B族维生素:包括维生素 B_2、维生素 B_6 和复合维生素 B,长期内服,对本病可有一定好处。

(5) 抗组胺药:瘙痒剧烈时可服用赛庚啶 2 mg,每天 3 次。

3. 局部治疗

以去脂、杀菌、消炎、止痒为原则。

(1) 糖皮质激素:主要用于炎症较重的皮损,可外涂中效或强效糖皮质激素制剂,疗效好,但不宜久用,尤其是在面部。低效糖皮质激素(如氢化可的松)制剂作用较弱,适用于婴幼儿。

(2) 抗菌药物:外涂 2%红霉素软膏或凝胶、5%甲硝唑霜或含1%氯霉素和0.1%地塞米松的霜剂。

(3) 硫化硒洗剂:具有杀真菌和抑制细菌生长的作用,还可减少皮脂分泌及皮脂中脂肪酸的含量。

(4) 巯氧吡啶锌洗剂:巯氧吡啶锌洗剂的浓度为1%~2%,除外用于头皮外,还可用于其他部位,如面部、眉弓部和躯干部。不用于睑缘,以免刺激眼睛。把该药涂于患处,停1~2 min后用清水洗去。每日外涂1~2次,当症状已获控制,改为每日1次即可,但必须坚持下去,以免复发。该洗头剂对表皮细胞的增殖有抑制作用。此外,还有广谱抗菌作用,并能抑制卵圆形糠秕孢子菌生长。

(5) 抗真菌制剂:抗真菌制剂特别是咪唑类的药物有较好的疗效。通常使用含酮康唑(2%)、伊曲康唑、益康唑、克霉唑、咪康唑、奥昔康唑、异康唑或环吡司胺的洗发剂或霜剂及特比萘芬(1%)制剂。抗真菌制剂除能抗真菌外,还有抗炎、抗菌和抑制细胞壁脂质形成等多种作用。

（6）硫黄和（或）水杨酸洗剂及其他：硫黄和（或）水杨酸具有抑菌、除屑作用，对本病有一定疗效，但比不上疏氧吡啶锌和硫化硒，且刺激性大。煤焦油制剂有抗炎、抗菌和抗核分裂作用，但有色、有臭味和有刺激性，故通常仅用于头皮。

第三节 酒 渣 鼻

一、概念

酒渣鼻（rosacea）又称玫瑰痤疮，是一种好发于中年人鼻部及其周围的慢性皮肤病。主要表现为面部中央的红斑和毛细血管扩张、丘疹、脓疱等损害（图 5-3）。

二、病因

病因不清，可能与胃肠功能紊乱、内分泌功能失调、精神因素、气候影响、嗜酒、辛辣食物、冷热刺激等有关。近年因局部查到毛囊虫，认为毛囊虫感染可促发本病。

三、临床表现

本病多见于 30～50 岁中年人，女性较多，但严重者多为男性。可与痤疮、脂溢性皮炎并发，无明显自觉症状。皮损好发

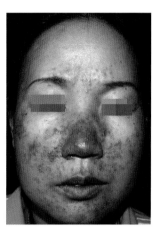

图 5-3 酒渣鼻

于颜面中央，以鼻头为主，其次为颊部，对称分布。依病情发展过程可分为三期。

1. 红斑期

鼻、两颊、下颌及额部出现红斑，初为情绪激动、进刺激性食物或遇冷热刺激后一过性发作，久之持续不退，并可有毛细血管扩张。

2. 丘疹脓疱期

在红斑期的基础上出现散在的丘疹、脓疱甚至小结节，毛细血管扩张加重。

3. 鼻赘期

主要发生于鼻部，多为 40 岁以上男性。毛细血管扩张更明显，局部皮脂腺及结缔组织增生肥大，在鼻及两颊等处有大小不一的结节状或小叶状突起，表面凹凸不平，形成赘瘤状称为鼻赘。鼻端肥大，呈暗红色或紫红色。

除皮肤表现外，眼往往受累。临床表现为眼睑炎、结膜炎，偶可引起角膜炎和巩膜炎，患者可出现眼部干燥、异物感、流泪、畏光、视力模糊等，眼部受累症状与酒渣鼻症状严重程度无平行关系。

除上述症状外尚有一些特殊类型酒渣鼻，如类固醇性酒渣鼻，是由于局部长期使用皮质类固醇激素，导致皮肤变薄，毛细血管扩张加重，表面镶嵌囊样、圆形、位置较深的丘疹或脓疱、硬结，皮肤呈黑红色，自觉不适和疼痛。肉芽肿性酒渣鼻是一种特殊性酒渣鼻，常发生在面部口周形成蝶状，玻片压诊呈黄褐色或果酱色样小结节。

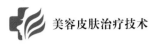

四、诊断

根据发生在面中部的充血性红斑、毛细血管扩张、病程慢性，无明显自觉症状，中年发病，复发性丘疹和脓疱，即可诊断。

五、鉴别诊断

需与痤疮、脂溢性皮炎、家族性酒渣鼻样疹、艾滋病患者的严重脂溢性皮炎鉴别。

六、治疗

治疗原则与痤疮基本相同。

1. 一般治疗

纠正胃肠道功能紊乱，禁烟酒、咖啡及辛辣刺激性食物，勿暴饮暴食，保持大便通畅。避免使用刺激皮肤的碱性肥皂、酒精、洗洁剂、染色剂、收敛剂等，以及避免曝晒、过冷过热刺激。生活规律，避免精神紧张。

2. 全身治疗

(1) 四环素：每次 0.25 g，每日 3～4 次口服，2 周后减为每日 2 次，连服 1～2 个月。其他可用红霉素、米诺环素等。

(2) 甲硝唑：每次 0.2 g，每日 2 次，口服，连服 1 个月。

(3) 维生素：维生素 B_2、维生素 B_6 或复合维生素 B 口服。

(4) 中医中药：红斑期系肺胃积热，用枇杷清肺饮加减；伴脓疱、丘疹者以五味消毒饮或黄连解毒汤加减；晚期浸润肥厚的用桃红四物汤。

3. 局部治疗

常用治疗药物有硫黄霜、1％～3％甲硝唑霜。毛细血管扩张明显的可局部消毒后用五锋刀沿皮肤纵横划割，切断毛细血管，然后压迫止血，待结痂干燥后可愈，或采用激光治疗。针对鼻赘可用磨削术将病变组织磨除，用凡士林油纱布包扎，待 2 周后创面愈合，亦可电解或冷冻治疗。

第四节　斑　秃

一、概念

斑秃(alopecia areata)又称圆形脱发，俗称"鬼剃头"，为一种突然发生的局限性(圆形或椭圆形)非炎症性脱发斑，且以无自觉症状为特点(图 5-4)。

二、病因

病因尚不明了。精神、神经因素常是发病的诱因，近年来认为自身免疫在发病中起一定作用。

1. 自身免疫因素

近来研究表明，斑秃处毛囊下部可见以淋巴细胞为主的浸润，毛囊血管有血栓形成，并有毛基质细胞变性。

2. 精神因素

有精神创伤，紧张、焦虑或机体过度劳累的病史。

3. 遗传因素

部分有遗传史，表现为常染色体显性遗传。

4. 其他

内分泌功能失调、感染、中毒、头部外伤等。

此外，在正常情况下，由于一定范围的毛囊可同步进入退行期或休止期，而出现片状脱发，但大多数经 3～6 个月后，当毛囊进入生长期时，头发又会重新生长。

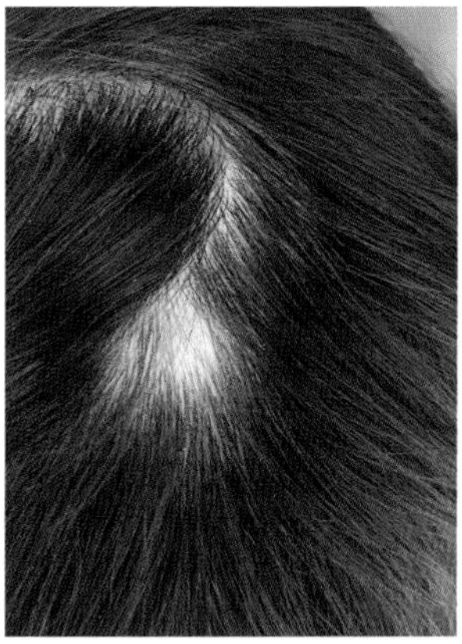

图 5-4 斑秃

三、临床表现

按病期可分为进展期、静止期及恢复期。

1. 进展期

头部出现圆形或椭圆形的脱发，直径 1～5 cm，但无自觉症状，脱发区边缘头发松动，易于拔下，脱发区头皮正常，界限清楚。显微镜下观察病变毛发，可见毛干近端萎缩，呈上粗下细的感叹号样外观。脱发区头皮正常，无炎症浸润、鳞屑及瘢痕，皮肤表面光滑，似比正常稍薄，是由于发根丧失之故，并非头皮真正萎缩。

2. 静止期

脱发区边缘的头部不再松动，大多数患者在静止 3～4 个月后，进入恢复期。

3. 恢复期

有新毛发长出，最初出现细软色浅（黄白色）的绒毛，继之长出黑色的终毛，并逐渐恢复正常，疾病自然痊愈。

大多数有一片或数片脱发区，数月后可自然痊愈，但病情重者约 50% 病例有复发。皮损可扩展至直径 10 cm 左右，病程可达数年。全头毛发脱落称为全秃。如头发、眉毛、睫毛、胡须、腋毛、阴毛、毳毛等全部毛发均脱落，称为普秃。全秃和普秃病情恢复较为困难。

四、诊断与鉴别诊断

诊断要点是头发呈斑状脱发，头皮正常，无自觉症状（非炎症、非瘢痕、脱发边缘规则）。应与假性斑秃相鉴别。

1. 假性斑秃

患处皮肤萎缩、光滑，没有毛囊开口，秃发区边缘不规则，常继发于扁平苔藓、头皮红斑狼疮等炎症性皮肤病（炎症、瘢痕性脱发、边缘不规则）。

2. 头癣性脱发

患处伴有完全或不完全脱发、断发，皮肤可见明显鳞屑，有头癣史，患处头发或鳞屑中可检出真菌孢子或菌丝。

五、治疗

去除可能诱发因素，注意劳逸结合。提高患者的自信心。对脱发广泛或全秃、普秃患者治疗期间可佩戴假发以减轻心理负担。

1.一般治疗

精神紧张、焦虑、失眠的患者可给予镇静剂,如谷维素等。胱氨酸、维生素 B_6 有助于生发。全秃、普秃者可口服泼尼松,15～40 mg/d,1～2个月后逐渐减量,维持数月。一般2个月内开始长发,长期使用糖皮质激素应注意其副作用。

2.局部治疗

原则为刺激局部,改善局部血液循环,促进毛发生长。可选用3％米诺地尔(敏乐啶)溶液或霜剂、糖皮质激素霜等。

3.注射疗法

适宜较小面积的皮损。用泼尼松龙混悬液(5 mg/mL)或曲安西龙混悬液(10 mg/mL)作病损区皮内注射。每点0.1～0.2 mL,每周1次,一般注射3～4次。

4.物理疗法

可采取梅花针弹刺、电火花治疗斑秃区域,每日1次至新发生长。亦可采取光化学疗法,0.1％8-甲氧补骨脂素酊外涂,1 h后配合长波紫外线照射的PUVA,有一定效果。

5.中医治疗

治则养血、祛风、补肾,可服用中成药神应养真丹(羌活、木瓜、天麻、白芍、当归、川芎、菟丝子、熟地)、首乌片、养血生发胶囊及复方丹参胶囊等。

第五节　雄激素性脱发

一、概念

男子雄激素性脱发即男性型秃发(male pattern alopecia),是一种雄激素依赖性的遗传性毛发脱落,为常染色体显性遗传伴有可变的外显率,是最常见的秃发。

男性型秃发,又称为早秃,是以额部及头顶部渐进性脱发过程为特征的疾病(图5-5)。

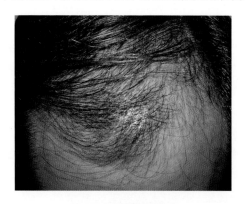

图 5-5　雄激素性脱发

二、病因

病因尚不十分明确,患者多有家族史,且体内雄激素水平增高或正常。遗传因素使毛囊对雄激素的敏感性增加,其发生可能与遗传和雄激素有关,是一种常染色体显性遗传病。

三、临床表现

主要发生在 20～30 岁的男性,从前额两侧鬓角头发变纤细稀疏、脱落,逐渐向后延伸,波及额部及头顶部,额部发际向后退缩;亦可从顶部头发开始脱落,形成秃发。经数年或数十年后,两者进而融合成片,仅保留颞部及枕部头发,形成环状发圈(马蹄形)。脱发处皮肤光滑、毛孔缩小或遗留少量毳毛。男性型秃发亦可见于成年女性,表现为头顶部头发稀疏,但前额部的发际线并不后退。男性顶部头发甚至全无,但 50% 的女性到 50 岁时,头发可明显稀疏,却不会完全脱落。

四、诊断

根据家族史、秃发部位等表现,易于诊断。

五、治疗

尚无有效疗法。避免过多洗涤和使用刺激性外用药物。伴有皮脂溢出可作相应处理。可试用 3% 米诺地尔溶液或 2%～4% 黄体酮酊外搽。目前有人用带皮瓣的头发移植,将枕部的头发移植到额、顶部,以增强美容效果,也可使用假发套。

第六节 臭 汗 症

一、概念

臭汗症(bromhidrosis)是指汗腺分泌液带有特殊的臭味,或汗液被分解后散发出臭味。可分为全身性臭汗症和局部性臭汗症,后者以腋臭和足臭为常见。

二、病因及发病机制

既可是小汗腺也可是大汗腺分泌所致,常伴多汗症。

小汗腺分泌的大量汗液,浸渍表皮,细菌分解角质层和汗液中的蛋白质及脂质,释放脂肪酸并产生臭味。另外进食有刺激性气味食物(如大蒜、葱等),随汗液排出亦可产生臭味。

顶泌汗腺分泌物中除水分外,还有较多脂质及蛋白质,细菌分解其中有机物,产生短链饱和脂肪酸和氨而发出臭味。

臭汗症的发生与遗传因素有关,与种族也有一定关系。

三、临床表现

1. 全身性臭汗症

通常是与种族遗传有关的生理现象,也可见于卫生习惯不良者或服食某些食物如葱、蒜、芥末或某些药物(如麝香)等,在个别人中可产生臭汗。

2. 局限性臭汗症

主要发生在腋下、足、会阴,表现为多汗且有臭味,以腋臭最常见。臭汗气味轻重不同,常与多汗有关,夏季加重,以青春期臭味最浓,随年龄增长而减轻。

四、诊断

根据特殊的气味及分布部位通常易于诊断。

五、治疗

1. 注意清洁卫生

经常清洗、勤换衣袜,保持身体皮肤清爽干燥。腋臭者宜除去腋毛。足臭者宜穿透气的鞋。合并多汗症者,宜同时治疗多汗症。

2. 外用药物疗法

用药原则:收敛、止汗、消毒、杀菌。外用止汗杀菌类药物,可用5%～10%福尔马林溶液、1%～5%明矾镕液、10%鞣酸溶液、0.1%新洁尔灭溶液及1%甲醛等。

3. 物理疗法

物理疗法可用于腋臭的治疗。

(1)激光治疗:局部消毒麻醉后,将激光治疗头对准毛孔,边照射边置入毛囊内约5 mm,每个毛囊依次进行,效果较佳。

(2)高频电针疗法:局部消毒麻醉后,沿毛发生长方向将电极针针头插入毛孔内,深度一般在5 mm左右,进针后稍停留,以破坏大汗腺及其导管,依次烧灼每个毛囊。

4. 手术疗法

手术疗法是比较彻底的治疗腋臭疗法,但如继发感染、腋痕挛缩或切除不彻底,也可发生后遗症或复发。

5. 中药外治法

(1)樟脑3 g,薄荷3 g,鞣酸30 g,甘油12 g,75%酒精300 mL,外用。

(2)密陀僧31 g,白矾15 g,福尔马林10 mL,水100 mL,外用。

(3)白菊花9 g,辛夷9 g,玉米粉60 g,滑石粉30 g,冰片6 g,共研细末外用。

第六章　色素性皮肤病

学习目标

掌握:雀斑、黄褐斑、太田痣、颧部褐青色痣、炎症后色素沉着、白癜风的皮疹特点、好发部位。

熟悉:雀斑、黄褐斑、太田痣、颧部褐青色痣、炎症后色素沉着、白癜风的临床表现及治疗。

了解:黄褐斑、白癜风的病因。

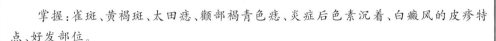

由色素减少或增多引起的皮肤颜色改变,称为色素性皮肤病。色素减少的疾病是由黑色素缺乏所致,全身或局部皮肤变白,如白癜风;由黑色素增多引起的称为黑色素疾病,如雀斑、黄褐斑、太田痣、颧部褐青色痣、炎症后色素沉着。

表皮黑素细胞来源于神经嵴的胚胎细胞,在胚胎早期由神经嵴向表皮移行并分化,约在胚胎 50 天进入表皮。黑色素的生成、转移与降解过程中,任何一个环节发生障碍均可影响其代谢,导致皮肤颜色改变。酪氨酸-酪氨酸酶反应受到干扰、黑素小体从黑素细胞向临近角质形成细胞移行过程受阻及黑素小体的生成、降解缓慢均能影响黑色素合成代谢。

黑色素的功能如下:

(1)防晒:黑素小体有吸收长波及中波紫外线的作用,并能将其转化为无害的热能散发掉,从而保护皮肤免受有害光线的损伤。

(2)防老化:皮肤受紫外线照射后会产生具有损害作用的游离基及毒性氧,黑色素能将其消除,且能保护皮肤避免因环境因素引起的弹力纤维变性,防止过早老化。

(3)防癌:在表皮细胞核周围的黑素小体能减少光子直接碰撞细胞核,达到保护其 DNA,不使其突变,防止发生皮肤癌的目的。

第一节　雀　　斑

雀斑是常见于面部较小的黄褐色或褐色的色素沉着斑点,为常染色体显性遗传病,尤以夏季重,病变的发展与日晒有关。

一、病因

本病为常染色体显性遗传疾病,在一家数代中可连续地在同样部位发生相同式样的雀

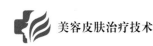

斑。

二、病理改变

基底细胞层的黑色素增多,而黑素细胞的数目不增加,病损处的黑素细胞比邻近正常皮肤的黑素细胞大,树突大且长,多巴胺染色呈强阳性。

三、临床表现

雀斑多见于女性,常有家族史,儿童期出现(往往 5 岁左右开始出现),至青春期达高峰,然后逐渐减少。于夏季日晒时皮损加重,冬季减轻。

皮损为淡黄色、黄褐色或褐色斑点,呈圆形、卵圆形或不规则形,如针尖至粟粒大小。斑点不融合,无自觉症状,见于皮肤暴露部位,对称发生,尤以面部多发,见于鼻、两颊、手背和躯干上部,特别是鼻梁部(图 6-1),但手掌、足底及黏膜没有这种损害。

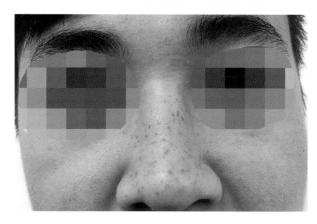

图 6-1　雀斑

四、诊断

1～3 mm 的淡褐色至褐黑色斑疹,散在不融合,好发于鼻梁部及周围皮肤,日晒加重,易于诊断。

五、鉴别诊断

应与雀斑样痣鉴别,雀斑样痣的典型皮损出现较早,在 1～2 岁时开始出现,皮损密布在颈部、胸部或其他部位,但常在一侧,病损处肤色较黑,冬季不消退,颜色深浅不受阳光的影响。

六、治疗措施

1. 一般治疗

避免或减少日晒,夏季外出可使用遮光保护用品,如戴防晒帽,用防紫外线伞,或选用遮光剂外搽,如 2%～5%二氧化钛霜、5%对氨基苯甲酸软膏,禁用含有雌激素的软膏或化妆品,局部斑点可以用粉底霜遮盖。

2. 药物治疗

可用 3％过氧化氢溶液、3％氢醌霜、10％氧化氨基汞软膏等脱色药物局部外用。也可用 30％～35％三氯醋酸溶液或者苯酚点涂，但应慎用，可能会有炎症后色素沉着或留下瘢痕。

3. 冷冻治疗

用液氮冷冻技术加上术后及时护理修复，尽管疗效和安全性不太令人满意，但是较上面的治疗方法效果更佳，应注意防晒。

4. 激光治疗

Q 开关激光治疗是较理想及可作为首选的治疗方法，具有疗效高、安全性好、治疗后不留瘢痕的特点。皮损颜色及肤色浅、不易产生色素沉着者可选用 Q532 nm 波长的激光，打至皮肤瞬间变白不出血为佳，皮损颜色及肤色深者可选用 Q755 nm 或者 1064 nm 波长的激光。

5. 光子嫩肤治疗

强脉冲光治疗也是一种理想的治疗方法，它的最大优点是不但能治疗雀斑，而且能使皮肤光洁嫩白，但需多次治疗方能达到满意效果。

七、预后

本病对健康无影响，经各种治疗后均可能复发。

第二节　黄　褐　斑

黄褐斑是一种常见的获得性色素沉着性皮肤病，好发于面部，大多表现为对称性色素沉着，呈蝶翼状，故又名"蝴蝶斑"（妊娠斑、肝斑），中医称本病为"面上杂病""黧黑斑""面尘""蝴蝶斑"等。本病多见于中青年女性，男女之比为 1∶9。夏季光照后加重，冬季减轻。

一、病因及发病机制

（1）日光照射　290～400 nm 的紫外线照射可增强黑素细胞活性，引起颜面部色素沉着。

（2）内分泌因素　雌激素及黄体酮可刺激黑素细胞，使黑色素生成增加，面部出现黄褐色斑，所以临床约 30％常服避孕药的妇女可发生黄褐斑；妊娠性黄褐斑开始于妊娠 3～5 个月，分娩后色斑可逐渐消失；月经周期紊乱、女性生殖器官疾病（如月经不调、痛经、子宫附件炎、不孕症）等亦易造成体内雌激素变化，使黑色素形成增加，引起黄褐斑。

（3）遗传因素　黄褐斑也有遗传背景，尤其男性黄褐斑患者 70.4％有家族史，孪生姐妹均可发病。

（4）化妆品　化妆品中的香料、脱色剂、防腐剂等，对皮肤有直接刺激作用或致敏作用，使皮肤发生红斑和色素沉着；化妆品中的重金属如铜、锌、汞、铅含量超标，经皮肤吸收后可减少体内—SH 含量，增强酪氨酸酶活性，从而加速色素合成。

（5）氧自由基　自由基含量增高，黑色素形成增加。

（6）精神神经因素　精神压力大者。

（7）某些药物、食物　长期应用如苯妥英钠、冬眠灵、避孕药均可发生黄褐斑。另外，多食感光性较强的食物如芹菜、香菜、胡萝卜等也容易引起黄褐斑。

（8）慢性消耗性疾病　如结核、肿瘤、慢性肝肾病、慢性胃肠疾病等会导致酪氨酸酶活性增强,黑色素产生增加,而机体自身排除黑色素的能力却随之减弱,黑色素一旦不能及时排出体外,久而久之也会在面部产生黄褐斑。

(9) 黄褐斑也见于未婚、未孕的正常女性或男性,其原因不明。

中医认为本病病因是肝气郁结、脾虚湿阻、肾气亏损、冲任失调。

二、临床表现

1. 一般特征

本病女性多见,尤其好发于育龄期妇女,男性也可发生。

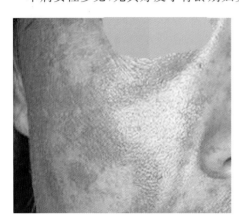

图 6-2 黄褐斑

皮损局限于皮肤的暴露部位,常对称分布于面部,以颧部、颊部及鼻、前额、颏部为主,偶尔也可伴有乳晕及外生殖器的色素沉着,一般不累及眼睑和口腔黏膜。皮损通常为淡棕色、灰色、棕灰色、棕黑色甚至深蓝灰色的斑疹融合而成的片状色素斑。其大小不一,数目不定,可形成弓形或多环状皮损,呈线状或发散分布,对称发生并可呈蝶翼样外观(图 6-2)。皮损多数界限清楚,当色素沉着较少时,其边缘也可不清楚,而呈弥漫状分布。黄褐斑表面无鳞屑,无浸润,一般不伴红斑、丘疹等其他皮损。病程发展缓慢,病程难于确定,可持续数月或数年。患者多无自觉症状。

2. 临床分型

我国黄褐斑的临床分型如下:①蝶形型:皮损主要分布在两侧颊部,呈蝶形对称性分布。②面上部型:皮损主要分布在前额、颞部、鼻部和颊部。③面下部型:皮损主要分布在颊下部、口周。④泛发型:皮损泛发在面部大部分区域。

根据伍氏灯下表现和组织学检查又可分为四型:

①表皮型(约占 70%):为淡褐色,伍氏灯下颜色反差较为强烈,基层和基层上方及角质层的黑色素增多,真皮乳头仅仅见少许散在噬黑素细胞。此型治愈率最高。

②真皮型(占 10%~15%):呈蓝灰色,伍氏灯下皮损和正常皮肤颜色反差不明显,真皮噬黑素细胞数目增多。

③混合型(约占 20%):为深褐色,伍氏灯下同一患者的某些部位颜色反差明显,而其他部位则不明显。

④未定型(占 2%~3%):深褐色或黑色,伍氏灯下不能辨认。

三、组织病理

皮损处表皮黑素细胞数量及活性轻度增加,黑素颗粒增加,真皮上部可见噬黑素细胞,无炎性细胞浸润。

四、诊断

黄褐斑的诊断标准(中国中西医结合皮肤科学会色素病委员会):

(1) 面部淡褐色至深褐色的斑片,界限清楚,常对称分布,无炎症、无鳞屑。

（2）无明显自觉症状。

（3）女性多发,且发生于青春期之后的任何年龄。

（4）病情可有季节性,常夏重冬轻。

（5）排除炎症后色素沉着、颧部褐青色痣、瑞尔黑变病、色素性扁平苔藓等皮肤病。

五、鉴别诊断

应与雀斑鉴别,雀斑的典型皮损为 $1 \sim 3$ mm 的淡褐色到褐黑色斑疹,散在不融合,好发于鼻梁部及周围皮肤,日晒加重,易于诊断。

六、治疗措施

1. 一般治疗

尽可能去除可疑的致病因素。避免日晒、使用有香味的化妆品、口服避孕药、光敏药物等各种诱发因素。使用广谱遮光剂。

2. 全身治疗

谷胱甘肽 $0.3 \sim 0.6$ g,维生素 C $1 \sim 2$ g,静脉注射,隔日一次;维生素 E 与维生素 C 联合,可减少日光灼伤反应,维生素 C 能将颜色较深的氧化型色素还原成色浅的还原型色素,并将多巴醌还原成多巴,从而抑制黑色素的形成。氨甲环酸是一种抗纤溶的止血药物,临床中用它治疗黄褐斑效果确切。中医中药治疗可选用六味地黄丸、逍遥丸、桃红四物汤加减。

3. 局部治疗

（1）脱色剂 ①氢醌类制剂:4％的对苯二酚被认为是治疗黄褐斑的金标准,局部外用有效。氢醌能够阻断被酪氨酸酶催化的从酪氨酸到多巴的反应过程,减少色素的形成。氢醌霜不要涂擦损害附近的正常皮肤,部分患者可能对此类药物过敏而发生皮炎。20％氢醌单苯醚乳剂或软膏可应用,在皮肤内变成氢醌起相同的作用,对顽固病例可能有效,易引起过敏和不均匀脱色或永久性脱色。②壬二酸:20％壬二酸霜和2％氢醌霜联用对表皮型黄褐斑有效率为 $60％\sim80％$,对真皮型无效。特别对痤疮所致的色素沉着和孕妇黄褐斑有效且无副作用。③维 A 酸制剂可减少光老化引起的色素沉着,有效治疗黄褐斑,治疗开始阶段会出现红斑,1个月后可使色素明显减退。④2％～4％曲酸的副作用少,但脱色作用不如氢醌。⑤3％熊果苷作用安全而温和。

（2）遮光剂 使用遮光剂治疗黄褐斑可以加强疗效。遮光剂可防御紫外线光和可见光,从而保护皮肤免受损伤及防止色素沉着。①5％对氨基苯甲酸易吸收中波紫外线。②10％水杨酸苯酯乳膏外用。③5％二氧化钛霜剂外用,有防晒斑的作用。

（3）抗皮肤衰老剂 ①1％维生素 E 霜:外用维生素 E 能抑制自由基诱导的脂质过氧化,防止皮肤衰老和色素沉着。②15％沙棘乳剂:沙棘内含维生素 E、维生素 C、β-胡萝卜素及多种氨基酸,具有抗衰老和减轻色素沉着等作用。

（4）化学剥脱术 一般用于真皮型黄褐斑的治疗,采用25％三氯醋酸或者50％～95％酚溶液,应慎用,注意避光。

（5）激光 Q 开关红宝石激光、Q 开关 Nd:YAG 激光和 510 nm 脉冲染料激光可破坏色素组织,但色素消退的效果不一,可能引起色素沉着。强脉冲光治疗对皮肤创伤小、不良反应轻微,逐渐成为治疗黄褐斑的主要手段。

七、预防及预后

（1）要去除黄褐斑，首先要调理好女性内分泌环境，纠正月经不调，调节内分泌功能障碍，并积极治疗慢性肝、肾等疾病。

（2）保持愉快的心情、适量的运动、充足的睡眠，改正抽烟、喝酒、熬夜等不良习惯。

（3）健康饮食：要增强营养，多喝水，多吃新鲜水果、蔬菜，少进食咖啡、可乐、浓茶、辛辣刺激性食物等。

（4）谨防日光暴晒，日晒可使色斑变大、变多、变深。注意电子显示屏、荧光灯、X 线摄片机、紫外线照射仪等各种电离辐射装置及设备，其能产生类似日光照射的效果，甚至比日光照射更严重，导致色斑加重。

（5）慎用各种化妆品，禁用含有激素、铅、汞等成分的快速祛斑霜，长期使用激素容易产生依赖性，形成激素依赖性皮炎，造成皮肤萎缩、角质层变薄、毛细血管扩张等损害。

（6）慎用各种针对黄褐斑的冷冻、激光、电离子等创伤性的治疗以及强酸、强碱等腐蚀性治疗，以免色素沉着。

本病对健康无影响，然而对容貌影响较大，治疗疗效差别较大。

第三节　太　田　痣

太田痣又称眼皮黑素细胞增生病和眼上腭部褐青色痣，是波及巩膜及受三叉神经支配的面部皮肤的蓝褐色斑状损害。

一、病因及发病机制

太田痣可能是常染色体显性遗传病，但大部分患者无家族病史，亦有学者持不同意见。太田痣皮损多分布在三叉神经第一、二支分布的区域。

二、组织病理

真皮上、中部胶原束间具有呈树枝状、星形或梭形的黑素细胞。

三、临床表现

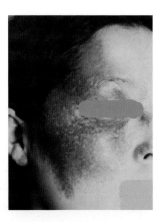

图 6-3　太田痣

太田痣好发于有色人种，如东方人及黑人，其中女性多见。许多患者出生时即被发现该病，但也有的在儿童期开始发现，少数患者到青春期才逐渐显现出该病。皮损为淡青色、灰蓝色、褐青色至蓝黑色或褐黄色的斑片或斑点，斑片中央色深，边缘渐变淡，偶尔色素斑的某些区域可隆起甚至发生粟粒到绿豆大小的小结节。斑点呈群集状分布，疏密不一，或中央为斑片，边缘为斑点（图 6-3）。皮损的颜色因日晒、劳累、月经期、妊娠而加重。有的青春期变深扩大。

本病最常见的受累部位为眶周、颞、前额、颧部和鼻翼，即相当于三叉神经第一、二支分布的区域；单侧分布，偶为双侧性

(10％左右)，约 2/3 的患者同侧巩膜会出现蓝染，结膜、角膜、虹膜、眼底、视神经乳头、视神经、眼球后脂肪及眶周骨膜也可累及。皮损广泛者亦可累及头皮、耳颈、躯干、上下肢等部位。口腔和鼻咽部黏膜亦可受累。太田痣无遗传倾向，与恶性病变无明确的关系。

四、诊断

（1）多发于单侧，偶发于两侧的颜面、上下眼睑、颧部和颞部。

（2）皮损为褐色、青灰色、蓝黑色斑，呈点状、网状或地图状，约 2/3 患者同侧巩膜也有蓝色斑点，斑点上偶可出现散在结节。

五、鉴别诊断

需与蒙古斑、蓝痣等鉴别。蒙古斑出生时即有，能自然消退，且不波及眼和黏膜。组织病理学示真皮内黑素细胞数量较少，位置较深。蓝痣为蓝黑色的丘疹或小结节，好发于手足背及面部、臀部，病理学示黑素细胞聚集成团。

六、治疗措施

本病常影响美观，冷冻、化学剥脱术、皮肤磨削术等治疗效果不理想，还会有不良反应。目前主要采用激光多次治疗，疗效佳，效果确切。一般采用 Q 开关紫翠宝石激光（波长 755 nm）治疗，每 2～3 个月一次，也可用 1064 nmQ 开关钕：钇-铝石榴子石激光和 1550 nm 铒激光治疗。

第四节 颧部褐青色痣

颧部褐青色痣又称获得性双侧太田痣样斑、获得性面部真皮黑素细胞增生病、获得性局限性面部真皮黑素细胞增生症，在组织病理上与太田痣、蒙古斑和蓝痣同属于真皮黑素细胞增生病。

一、病因及发病机制

本病的病因目前尚不明了。可能在胚胎发育阶段黑素细胞自神经嵴向表皮移行过程中，由于某种原因未能通过表皮与真皮交界，停滞于真皮内而形成病变。

二、组织病理

真皮内黑素细胞增多，呈梭形，散在分布。

三、临床表现

本病多发于女性，发病年龄多在 16～40 岁，发病多在面部，绝大多数在颧部、颞部，极少数在眼睑、鼻翼、前额、面颊部，直径在 1～5 mm，呈灰褐色、黑灰色或蓝褐色色素沉着斑点，可为数个到数十个，平均 10～20 个，圆形、椭圆形或不正形，界限比较清楚，绝大多数双侧对称分布，易与黄褐斑同时存在（图 6-4、图 6-5）。部分患者有家族史。

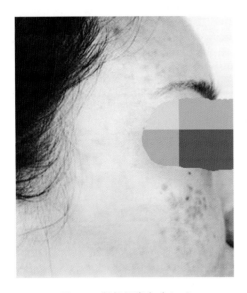

图 6-4　颧部褐青色痣(一)

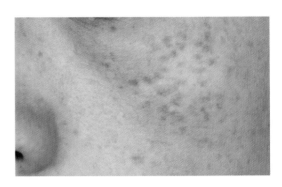

图 6-5　颧部褐青色痣(二)

四、鉴别诊断

本病临床上容易被误诊为黄褐斑。两者均好发于女性,但黄褐斑一般发病较晚,颜色为黄褐色,多呈蝴蝶状的斑片,均匀分布于两侧面颊,分布形态以及色泽与颧部褐青色痣不同。

五、治疗措施

往往口服药物及外用祛斑药无效。目前尚无满意的药物治疗,目前用 Q 开关 Nd:YAG 激光治疗疗效较好。

第五节　炎症后色素沉着

炎症后色素沉着是皮肤在急性或慢性炎症过程之后继发的色素沉着。

一、病因及发病机理

本病可能由于在炎症过程中释放出来的前列腺素、细胞因子、趋化因子等炎症介质及活性氧,使黑素细胞活性增加所致,正常皮肤中的巯基抑制酪氨酸氧化为黑色素,发炎时一部分巯基被除去,因而局部色素增加,但具体机制尚不清楚。

二、临床表现

炎症后色素沉着的非常常见,可发生于任何年龄,无性别差异,一般肤色较深的人色素沉着较重,持续时间较久。皮肤色素沉着轻重与炎症的程度似乎关系不大,而取决于皮肤病本身的性质。一些皮肤病发生色素沉着常见而明显,而另一些皮肤病则较轻微。

炎症后色素沉着的典型皮疹为无症状的斑疹或者斑片,局限于原发炎症部位,在红斑等炎症消退后出现(图 6-6)。色素沉着斑的颜色与色素沉积的部位有关,表皮色素沉着皮损常呈褐色或黑褐色,如不治疗可在数月到数年后消退。真皮色素沉着皮损常呈蓝黑色或黑褐色,如不治疗可存在更久甚至持续不退。

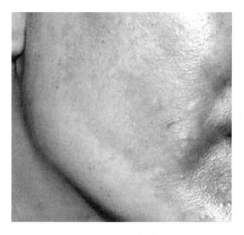

图 6-6 炎症后色素沉着

三、组织病理

表皮型炎症后色素沉着表现为表皮角质形成细胞中色素增加,真皮型炎症后色素沉着则表现为真皮巨噬细胞中黑色素沉积。

四、鉴别诊断

应与黄褐斑相鉴别,黄褐斑好发于面颊部,为褐色斑,界限清楚,无之前的炎症病史。

五、治疗措施

1. 一般治疗

应查明原先的皮肤炎症史,追溯可能致病的皮肤病或皮肤刺激,针对性地进行治疗。避免炎症进一步发展。患处避免日晒和其他各种炎症刺激。

2. 局部治疗

局部外用氢醌霜可使部分患者色素减退;Q 开关红宝石激光、Q 开关紫翠宝石激光治疗炎症后色素沉着有一定的效果,有部分患者颜色可以迅速减退或消失。

第六节 白 癜 风

白癜风为一种局部黑素细胞破坏引起的后天性色素脱失的皮肤病,表皮、黏膜和其他组织内黑素细胞丧失为其特征,是影响美容的常见皮肤病,易诊断,难治疗。中医医学也称之为"白驳风"。本病是后天性因皮肤色素脱失而发生的局限性白色斑片,使得局部皮肤呈白斑样。此病世界各地均有发生,印度发病率最高,可以累及所有种族,男女发病无显著差别。

一、病因

1. 自身免疫学说

自身免疫学说是目前多数学者公认的学说。①50％～80％的患者血清中存在抗黑素细胞自身抗体，特别是活动期及家族史阳性患者抗体阳性率较高，其滴度与病变程度成正比。②患者常伴发其他自身免疫性疾病或在血清中检测到自身抗体，自身免疫性疾病患者中白癜风发生率较一般人群高 10～15 倍。③患者皮损的组织病理改变显示活动期白斑边缘 T 细胞明显增加，提示 T 细胞在发病中可能起重要作用。④将活动期患者血清中提取的免疫球蛋白加入培养基中，能引起补体介导的黑素细胞破坏。将正常人皮肤移植到裸鼠，给白癜风患者注射血免疫球蛋白可使移植的皮肤出现白斑。⑤部分患者系统或局部使用糖皮质激素有效。

2. 黑素细胞自毁学说

本病好发于暴露及色素加深的部位，这些部位表皮黑素细胞功能亢进，促使其耗损而早期衰退，并可能是由于黑素细胞合成黑色素的中间产物（如多巴、5,6-二羟吲哚等）过量或积聚所致。对苯二酚、苯酚、丁基酸或儿茶酚胺等对正常黑素细胞有损伤作用，因此由于职业等因素接触或吸收上述化学物品亦可诱发白癜风。

3. 神经化学因子学说

约 2/3 的患者表示该病的发病或加重与精神创伤、过度劳累、焦虑有关，临床观察表明神经精神因素与白癜风的发生有密切关系。有些白癜风皮损对称或沿神经节段分布，可能与神经末梢所释放的某些化学介质（去甲肾上腺素、乙酰胆碱）对黑素细胞造成损害，并干扰酪氨酸酶的活性而抑制黑色素形成有关。

4. 遗传学说

本病是一种多基因遗传病，15％～20％患者有阳性家族史，显示本病可能是伴有不同外显率的常染色体显性遗传性皮肤病。在很多国内外的白癜风患者中他们的亲属也患有此病。

综上所述，白癜风的发生可能是具有遗传素质的个体在多种内外因素的激发下，诱导了免疫功能异常、神经精神及内分泌代谢异常等，从而导致酪氨酸酶系统抑制或黑素细胞的破坏，最终引起皮肤色素脱失。

二、临床表现

任何年龄均可发病。任何部位皮肤均可发生，好发于易受光照及摩擦损伤部位。皮损为大小不等的局限性色素脱失斑，如瓷白色，界限清楚，边缘色素较正常肤色浓，新发皮损周围常有暂时性炎性晕轮（图 6-7、图 6-8）。其色调可多至三种，即自内向外表现为白色、灰白色、近正常肤色的三色反应。有的完全变白，周围皮肤微红或呈灰白色。皮损数目可单发或多发，可相融成片。白斑大小不一，形态不规则。患处毛发可变白。一般无自觉症状。常见于指背、腕、前臂、颜面、颈项及会阴、外生殖器周围。可对称分布，也可沿神经单侧分布，呈节段性或带状。曝晒后易出现红斑、水疱，自觉灼痛。

中国中西医结合学会皮肤性病专业委员会制定了白癜风临床分型标准，即二型、二类、二期。

1. 二型

（1）寻常型

①局限型：白斑单发或群集于某一部位。

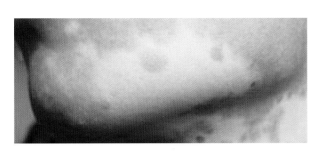

图 6-7 白癜风(一)

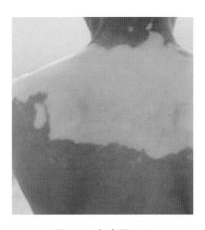

图 6-8 白癜风(二)

②散发型:白斑散在、大小不一,多对称性分布。

③泛发型:多由散发性发展而来,白斑大多相互融合成不规则的大片,遍及体表的大部分,有时仅残留小片岛屿状正常肤色。

④肢端型:白斑初发于人体的肢端,如面部、手足指趾等暴露部位,而且主要分布在这些部位,少数可伴发躯体的泛发性白斑。

(2)节段型 白斑按神经节段或皮节分布。根据病损处色素脱失情况又可将该病分为完全型与不完全型两种。前者对二羟苯丙氨酸(DOPA)反应呈阴性,黑素细胞消失,治疗反应差;后者对 DOPA 反应呈阳性,黑素细胞数目减少,治愈概率大。

2. 二类

(1)完全性白斑:白斑中没有色素再生现象。

(2)不完全性白斑:白斑脱色不完全,白斑中可见色素点。

3. 二期

(1)进展期:脱色斑向正常皮肤移行,可有同形反应。

(2)稳定期:白斑停止发展,界限清楚,边缘有色素沉着环。

同形反应是指正常皮肤在受到非特异性损伤(如切割伤、晒伤、划伤、烫伤、接种或治疗白癜风的外用刺激性药物等)后,可诱发与已存在的某一皮肤病相同皮肤变化的一种现象。

三、组织病理

皮损内表皮的黑色素减少或缺如,黑素细胞减少或消失,朗格汉斯细胞增多。

四、诊断与鉴别诊断

根据后天性脱色斑、呈乳白色、周边色素沉着带、无自觉症状可诊断。应与单纯糠疹、花斑癣、特发性点状白斑、无色素痣鉴别。

五、治疗措施

本病治疗比较困难,虽然治疗方法很多,但疗效多不满意,一般采用综合疗法,且疗程至少 3 个月。皮损面积小、发生在曝光部位、病期短者治疗效果较好。

1. 光化学疗法

光化学疗法是指口服或外用补骨脂素后再配合长波紫外线(UVA)照射,是用来治疗白癜风的常用方法之一。这些药物为光敏性物质,结合日光或紫外线照射能促进黑色素的合成和运转,促使色素恢复正常。

(1) 方法:8-甲氧补骨脂 0.4 mg/kg,1～2 h 后用 UVA 照射(无条件照射 UVA 的可每次晒太阳 5～60 min),首量 1 J/cm²,以后依次增加,2～3 次/周,见效后再每次以维持量照射。也可选择口服敏百灵片,一般从每天 10 mg 逐渐增至 30 mg,服药 2 h 后照射阳光,连续 3 个月为一个疗程。

局部光化学疗法:局部外用 0.1%～0.2% 8-甲氧补骨脂,先用 0.1～0.25 J/cm² 的最小红斑量,30～60 min 后用 UVA 照射。再将暴露部分药物清洗干净,外用二苯酮防光剂,以免光毒反应太重,注意避免光照。治疗应 2 次/周。对于没有条件照 UVA 者,可以以阳光代替UVA,每次照 5 min,以后每次递加 5 min。

(2) 禁忌证:治疗前必须进行风险估计,其中以下疾病不能使用光化学疗法,如活动性肺结核、血小板减少性紫癜、血友病、恶性肿瘤、急性肾炎或其他肾病伴有重度肾功能不全、重度肝功能障碍、急性心肌炎等。

生殖器部位皮损对光化学疗法效果差,而且此处易诱发癌变,不推荐使用。

(3) 不良反应:可能引起胃肠道反应、血象变化、皮肤癌、白内障等。

2. 自体表皮移植

适用于病变范围较小、病情稳定者。方法为用负压吸引器在供皮区(腹部、腿部等正常皮肤区)和受皮区(白斑区)吸引形成水疱(表皮下水疱),再将供皮区疱壁移至去除疱壁的受皮区,用含抗生素的凡士林纱布及无菌纱布加压包扎 7～10 天,在自体表皮移植术后 14 天左右,受皮区上开始出现色素。此外,还有其他手术方法,包括钻孔移植、小片移植、负压吸疱法、薄片移植、自体表皮培养移植及自体黑素细胞移植等。

禁忌证:①进展期白癜风,易出现同形反应。而对于强烈要求治疗的进展期白癜风患者,应事先用药物(口服皮质激素+局部光化学疗法)控制 2 个月,如果没有出现新的皮损,可进行表皮移植。注意术后须继续口服泼尼松,外用补骨脂直到新生色素稳定。②瘢痕体质者易形成瘢痕。

3. 氮芥乙醇

配制方法为盐酸氮芥 10 mg 溶于 50 mL 95% 的乙醇中,冷藏保存,每日两次,外用于白斑区。本制剂有刺激性和致敏性。

4. 糖皮质激素

可阻止抗体对黑素细胞的损伤,抑制自身免疫,直接促进黑素细胞增殖,促进黑色素生成。

(1) 口服:对于泛发性、进展期的皮损患者可系统口服糖皮质激素,提倡小剂量早餐后口服,如泼尼松 15～20 mg/d(0.3 mg/(kg·d)),2～3 个月递至 1 片/d,共半年(或连续 2 个月,第 3 个月剂量减半,以后每个月在上个月剂量的基础上减半,疗程总共为 5 个月)。或者小剂量冲击:每周连续 2 天,于早餐后口服倍他米松 5 mg(相当于泼尼松 40 mg),总疗程为 6个月。

(2) 外用:最常用,但疗效差异很大,白斑恢复的面积在 9%～92% 之间不等。往往先用高效糖皮质激素(如丙酸氯倍他索)1 个月,再改为中低效糖皮质激素,如小剂量泼尼松持续数月。局限性、早期皮损或 10 岁以下儿童可用外搽糖皮质激素制剂的方法,每日一次,如0.05% 卤美他松、0.1% 倍他米松二甲基亚砜乙醇溶液、0.1% 曲安西龙霜等,应注意避免长期使用的副作用。若 3 个月内未见色素再生,未见好转,则应换用其他方法治疗。

（3）局封：用曲安西龙混悬液在皮损内注射的方法，有一定效果，局封是早期使用的手段，但需注意长期外用糖皮质激素可引起局部皮肤萎缩、毛细血管扩张、痤疮等不良反应，现已很少应用。

5. 中医中药

中医将白癜风分为许多类型，如气血失和、肝肾阴虚、气滞血淤、血热夹风、脾胃虚热等，所以治疗原则是调和气血、疏肝理气、活血祛风、扶正固本，常用中药有何首乌、鸡血藤、紫草、白蒺藜、当归、桃仁、补骨脂等。

6. 遮盖法

白癜风除了积极治疗外，以化妆品将白斑处遮盖可暂时纠正局部肤色异常的结果，根据肤色不同，可选用不同色调的遮盖霜。

六、疗效评价

（1）治愈：治疗达到预期效果，伤口愈合，形态较好。
（2）好转：治疗基本达到预期效果，伤口愈合较好。
（3）未愈：未达预期效果，伤口愈合不佳。

第七章　变态反应性皮肤病

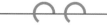

学习目标

掌握：接触性皮炎的分类，变应性接触性皮炎与刺激性皮炎的鉴别，激素依赖性皮炎的特点，化妆品皮炎的治疗。

熟悉：湿疹、唇炎、荨麻疹、化妆品皮炎的临床表现。

了解：变态反应性皮肤病的防治。

第一节　接触性皮炎

一、概念

接触性皮炎是指皮肤、黏膜接触到工作生活环境中的某些外来物质所造成的损容性皮肤炎症性反应。典型皮疹与接触的部位基本一致，由轻到重表现为红斑、丘疹、水疱，甚至大疱、渗出、糜烂、结痂。自觉症状主要为不同程度的瘙痒、灼热甚至刺痛感，全身症状多不明显。在中医的记载中没有一定的病名来定义：由接触生漆而引起的称为"漆疮"；由坐马桶引起的臀部、股部的皮疹称为"马桶癣"；由贴膏药而起的称为"膏药风"；由接触花粉而起的称为"花粉疮"。在西医中根据病因及发病机制的不同而分为变应性接触性皮炎、原发性刺激性皮炎、光毒性与光变态反应、系统性接触性皮炎几种。

二、病因及发病机制

（一）变应性接触性皮炎

变应性接触性皮炎即变态反应性接触性皮炎，指的是只有少数敏感的个体接触变态反应接触物后，于接触的部位出现皮肤的炎症。该变态反应接触物本身无明显刺激性。原理是皮肤接触到变态反应接触物引起的Ⅳ型变态反应，发病的全过程如下。

（1）变应原与皮肤初次接触，该变应原主要为小分子有机化学分子，称之为半抗原，本身没有抗原活性，必须与表皮细胞膜的载体蛋白结合形成具有真正抗原性的完全抗原；皮肤内的朗格汉斯细胞捕获并处理该变应原，然后将其递呈给区域淋巴结内的淋巴细胞，使T淋巴细胞大量增殖、活化，最后会形成记忆淋巴细胞，亦称效应淋巴细胞。此时机体已经对此种变应原过敏，该阶段称为致敏阶段。

（2）当机体再次接触此种抗原时，24～48 h 内就会出现反应，特应性致敏效应 T 淋巴细胞与之结合，产生多种淋巴因子，从而引起一系列皮肤炎性反应，吸引、聚集以淋巴细胞为主的炎性细胞浸润，毛细血管通透性增加，局部水肿，再加上特应性致敏效应 T 淋巴细胞本身破坏释放出来的溶酶体酶，使与之结合的表皮细胞遭到破坏，严重者出现组织坏死，皮肤上就会根据炎症的不同程度出现红斑、水肿、丘疹甚至水疱、大疱等炎症表现，该阶段称为变态反应阶段。

能够引起变应性接触性皮炎的变应原品种繁多，主要有植物性、动物性与化学性三种。植物性常见的有生漆、芒果、银杏、荨麻、无花果、除虫菊、各种植物性香料、花叶万年青、百合花的根茎汁液、海芋、野荞麦以及杨树、柳树、榆树、橡树等的花粉，部分人甚至接触红参、三七等中药也会出现变应性接触性皮炎；动物性常见的有动物皮屑、毛发（常见为猫狗）、毛毛虫、部分昆虫分泌物等；化学性常见的有染发剂（对苯二胺）、护肤品、香皂、香水、沐浴露、合成香料等生活用品，金属制品（硫酸镍）、塑料、橡胶、洗衣粉、汽油、酒精、油漆、甲醛、汽油、农药，还包括一些外用药物，如磺胺、新霉素、中成药等。

（二）原发性刺激性皮炎

原发性刺激性皮炎是指外界接触物对皮肤有直接刺激性或毒性，通过非免疫机制所致的皮肤炎症，没有选择性，所有人都是易患人群，是由于接触物直接使组织细胞破坏所致。皮肤炎症的严重程度与致敏物的化学性质、浓度、范围、接触时间明显相关，根据刺激物的理化性质、不同浓度、接触时间长短分为以下两种：一是强酸强碱、斑蝥毒素引起的类似化学烧伤；另一种是长期接触有机溶剂、肥皂、洗涤剂、植物汁液等本身刺激性不强的物质而发病。

（三）光毒性与光变态反应

光毒性与光变态反应是指由于口服等途径全身吸收或皮肤局部接触某些物质以后，再经过长波紫外线的照射，与光接触的部位引起的皮肤炎症。光毒性反应与光变态反应的主要区别是易患性高，任何人都发病，皮疹限于光照部位，发病急。主要的光感性物质包括：动植物性，如灰菜、苋菜、马齿苋、蒲公英、苜蓿、茼蒿、香菜、芹菜叶、泥螺；药物等化学物质，如四环素类、吩噻嗪类、补骨脂类、磺胺类等；内源性代谢产物，如血卟啉等。

（四）系统性接触性皮炎

系统性接触性皮炎是指患者个体已经接触过变应原致敏以后，又经过全身性的再暴露（各种途径，如肌注、静脉给药、吸入、口服、直肠、阴道、皮肤给药等），使该变应原吸收入血，然后到达全身或特定部位皮肤，致使出现局限性或全身性皮肤炎症。常见的变应原有乙酰水杨酸、伪麻黄碱、头孢类抗生素、氟尿嘧啶等药物，电镀业最常用的硫酸镍，铬钴合金的金属牙托，还有一些植物提取的香料，如肉桂醛、秘鲁香膏、部分菊科挥发性油等。

三、临床表现

（一）变应性接触性皮炎

变应性接触性皮炎一般无性别、年龄的差异，表现为急性或亚急性皮炎，界限清楚，与变应原接触的范围基本一致，根据炎症的不同程度表现为红斑、水肿性红斑、高度肿胀、丘疹、丘疱疹、水疱、大疱，甚至渗出、糜烂、坏死、结痂，部分处理不当或不注意卫生可以继发细菌感染。而急性、亚急性变应性接触性皮炎的皮损一般为非特异性，相对较单一（图 7-1）。少数严重者还会出现发热、头晕、恶心等全身不适。本病有一定的自限性，去除致敏的变应原，及时抗组胺、对症治疗皮损,可以在1~2周内逐渐消退,恢复期可出现脱屑及暂时性色素沉着。如果未去除病因或处理不当,急性、亚急性皮炎可能会迁延至慢性,皮疹由渗出性逐渐转为干燥、鳞屑、肥厚、藓癣样变等(图7-2)。患者的自觉症状多为瘙痒、灼热,严重者可以出现疼痛感。

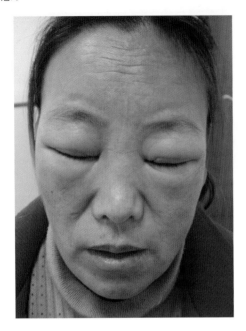

图7-1 化妆品皮炎

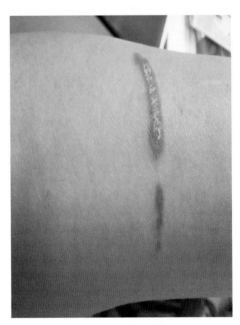

图7-2 手链致接触性皮炎

(二) 原发性刺激性皮炎

强酸如浓硫酸、浓硝酸的烧伤主要能使组织蛋白凝固坏死,还可以迅速致组织脱水,所以一般不形成水疱,结痂呈皮革样,不易向深部侵入,但是脱痂时间较长。强碱如氢氧化钾、氢氧化钠可以与组织蛋白结合形成复合物,能使组织脱水、皂化,而皂化的同时可以产热,继续向组织深部侵袭,碱离子也同时向深部进入,造成创面扩大加深、疼痛剧烈,组织可以呈穿凿状,使愈合延迟。磷烧伤很有特点,在黑暗环境里,磷在空气中自燃时可以看见蓝绿色火焰,形成五氧化二磷,使组织细胞被脱氧、脱水坏死。作为细胞浆毒物,磷吸收后容易引起肝、肾、心、肺等内脏损害。

变应性接触性皮炎与原发性刺激性皮炎的比较见表7-1。

表7-1 变应性接触性皮炎与原发性刺激性皮炎的比较

项 目	变应性接触性皮炎	原发性刺激性皮炎
易患性	少数人	任何人
他觉症状	急性、亚急性皮炎,红斑、肿胀、水疱,慢性期可以出现肥厚、脱屑	同变应性接触性皮炎,更容易出现大疱、溃疡、坏死,慢性期同前
自觉症状	痒	痒或痛
发病部位	直接接触部位,可以扩散至周围	限于直接接触部位
致敏过程	需致敏,初次多不发病	不需要致敏,初次接触即可发病
发病时间	再次接触多于24~48 h发病	急性接触后即刻至12 h发病

（三）光毒性与光变态反应

光毒性反应主要是外用致敏物质后发生，如光敏性植物、沥青、特殊香料、补骨脂等，限于日晒部位的皮炎；而光变态反应主要表现为少数敏感者接触致敏物质后不限于日晒部位的多形性皮疹。两种反应有时候很难完全分开，也可能同时发生，或者先是光毒性反应而后发生光变态反应（表 7-2）。

表 7-2　光毒性与光变态反应的比较

项　目	光毒性反应	光变态反应
易患性	任何人	少数过敏者
潜伏期	无，首次接触＋日晒即可出现	有，再次接触＋日晒出现
临床表现	类似日晒伤	接触性皮炎表现，皮损呈多形性
部位	仅限日晒部位	不仅限日晒部位
病程	发病急，病程短，不接触可愈	病程长，可反复或持续发生
光感物质	浓度高，光照剂量大	浓度低，弱光照射即可发生
被动转移实验	阴性	阳性

（四）系统性接触性皮炎

（1）泛发性非特异性皮炎湿疹型：斑丘疹、丘疹、水疱对称分布，多发生于腘窝、肘窝、腋窝、眼睑、颈部、外阴，也可在肘膝伸侧发生。

（2）汗疱疹型：表现为反复发作的掌、跖部、指侧甚至甲下深在小水疱，明显瘙痒。

（3）狒狒综合征：腹股沟、阴囊、股内侧见界限清楚的红斑，鲜红色或紫红色，同时伴有腋窝、肘窝、颈部、眼睑部湿疹样改变。

（4）血管炎样表现：可以是发疹性表现，也可以分布于肢端，皮疹可以呈多样性，包括非特异性丘疹、斑丘疹、紫癜样疹。

四、诊断与鉴别诊断

（一）诊断

有明确的有刺激性或抗原性的外界物质接触史及 12~48 h 的潜伏期，皮损界限清楚，基本与接触部位相一致。皮损的表现为急性或亚急性皮炎表现，早期为渗出性的，晚期为慢性皮炎肥厚性改变，形态相对单一。自觉剧烈瘙痒、烧灼或疼痛感。有自限性，去除病因和及时进行对因对症的诊断性治疗可以迅速好转也是诊断本病的线索之一。病因不明确或接触物很复杂时可以在急性期过后做斑贴试验，明确变应原的物质。

（二）鉴别诊断

1. 湿疹

湿疹的发病原因复杂，具体病因多不清，可能是多种内外因素相互作用引起的Ⅳ型变态反应，是遗传因素与个体差异共同作用的结果。皮损为多形性疹，界限不清，泛发对称，可发生于任何年龄、部位、季节，冬重夏轻。一般具有五个特点：对称性、渗出性、瘙痒性、多形性、复发性。

2. 丹毒

面部、下肢是丹毒的好发部位，单侧多见，自觉症状以疼痛为主，偶有瘙痒感。急性丹毒起病急,皮损一般为界限清楚的鲜亮水肿红斑,有细菌感染时常有的红、肿、热、痛四大特点。可以伴有高热、周围淋巴结肿胀。治疗不及时或反复发作可转为慢性,甚至淋巴管堵塞、结缔组织增生而形成象皮腿。

3.特应性皮炎

一般是慢性迁延经过,婴儿期、儿童期表现为"四弯风",肘窝、腘窝、面部出现红斑、丘疹、丘疱疹、糜烂、渗出;成人期皮损逐渐转为干燥、肥厚革化、苔藓样变,以肘窝、腘窝、颈部为主。患者个人或家族直系血亲可以有哮喘、过敏性鼻炎等病史,外周血嗜酸性粒细胞、血清 IgE 升高。

五、防治

(一)预防

(1)对常见的容易过敏的致病物质要多加注意,提高警惕性,尤其是容易过敏的人群。

(2)尽量避免接触容易过敏的外用药,尤其是高浓度的,无论是其他疾病需要还是接触性皮炎后的治疗用药都要注意,如新霉素、磺胺类抗生素等。另外头孢类抗生素是不主张外用的,一则容易对药物耐药,二则易引起局部的接触性皮炎或系统性接触性皮炎。

(二)治疗

1.去除病因

如果变应原明确立即停止接触,今后也要避免接触相同及相类似的物质,以防止交叉过敏。如果不明确则仔细询问病史、查体,根据不同的部位、时间等初步判断可能的致敏物质。比如:头面部主要是化妆品、染发剂、洗涤用品、金属眼镜框;颈部主要是香水、首饰;腕部主要是手表、手链、手镯;脐周主要是金属皮带扣;肩膀、膝部主要是止痛药膏;足部主要是袜带,鞋子上的皮革、橡胶、金属装饰物;口唇部位主要是金属假牙托等。

2.局部治疗

依据皮疹的不同发展时期、不同类型,按照外用药使用原则选择适当的药物种类、剂型、浓度。药物种类主要有保护剂、止痒剂、糖皮质激素、抗生素等,注意使用抗原性小的药物。剂型的选择主要根据皮损部位、特点、年龄等选择:急性期皮疹仅有红斑、小丘疹而无糜烂、渗出时,需要安抚、止痒、保护、散热,用洗剂或粉剂,如炉甘石洗剂;轻度糜烂时使用糊剂,如25%氧化锌油;渗出较多时用溶液湿敷,常用的有3%硼酸溶液等。亚急性期时皮疹逐渐出现干燥、脱屑,可以选用皮质激素的霜剂、软膏,有感染者可以使用莫匹罗星、夫西地酸软膏。慢性期皮疹趋向于肥厚干燥,可以使用软膏、硬膏、酊剂等。

另外,目前倾向于使用医学护肤品以起到保护、促进药物吸收、加快恢复皮肤屏障等作用,较之单纯使用药物,可以缩短恢复期、迅速改善症状、减少色素沉着等。

3.系统治疗

口服抗组胺药,如氯雷他定片、西替利嗪片等,严重者可以二联使用,注射维生素C、葡萄糖酸钙注射液,肿胀明显或疗效不佳者可以口服或静脉使用中等剂量糖皮质激素,如强的松片 30 mg 等当量。如果合并或激发感染根据经验及药敏试验结果选用合适抗生素。

【斑贴试验】

一、概念

斑贴试验是变应原测定中最重要、最经典的一项,是确定皮炎、湿疹类疾病的简单、有效的方法,是利用患者的皮肤黏膜接触到已经致敏的变应原,同一种或结构相似的物质(即具有相同抗原性的变应原)接触到皮肤的相应部位,在一定时间内就会出现在接触部位的炎症反应这一原理,将变应原配制成一定浓度,放置在一定面积的小室,贴于前臂屈侧或上背部脊椎两侧,经过一定时间(一般为 48～72 h),观察结果以确定机体是否对该物质产生Ⅳ型变态反应。

二、适应证

接触性皮炎、手部湿疹、化妆品皮炎、职业性皮炎。

三、操作方法

有两种操作方法。一是使用公司已经做好的成品(图 7-3),在每个小室中都事先装好一定种类、剂量的常见变应原,或者将另外分装的膏状变应原,贴在患者皮肤上临时使用,挤入小室。还有一种方法就是将受试物质置于 1 cm×1 cm 见方的 4 层纱布或 2～3 层滤纸上,敷贴于前臂屈侧或上背部脊椎两侧外观正常的皮肤上,上覆盖 2 cm×2 cm 的玻璃纸,最后可用大的低敏胶布固定,并做好标记(图 7-4)。关于可疑变应原的处理:一般的药物、化学用品配制成适当的浸出液、溶液、油剂,外用药、涂擦类化妆品一般用原物,洗涤类化妆品一般用其十分之一水溶液。

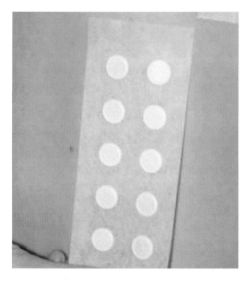

图 7-3 市售成品

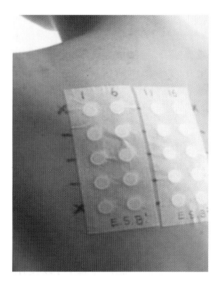

图 7-4 做好标记

四、结果及意义

一般在贴敷后 48～72 h 观察结果,撕去贴敷物并擦去残留物质后半小时观察结果(表 7-3)。阳性反应说明患者对该物质过敏,阴性反应说明患者对该物质不过敏。但是阳性时要注意排除原发性刺激或其他因素,比如受试物浓度过高引起的假阳性,Ⅳ型变态反应在除去受试物后的一两天皮肤反应可能会增强,而原发性刺激正相反,可以迅速减轻;阴性时要注意是否受试物浓度太低,与皮肤接触时间不够等。

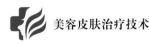

表 7-3　斑贴试验结果判定

	阳 性 结 果	阴 性 对 照
阴性(—)	受试部位无反应	(—)
可疑阳性(±)	淡红斑	(—)
阳性(＋)	轻度红斑、浸润、少量小丘疹	(—)
强阳性(＋＋)	水肿性红斑、丘疹、水疱	(—)
超强阳性(＋＋＋)	显著水肿性红斑、浸润、聚合性水疱、大疱	(—)

五、注意事项

（1）疾病的急性发作期不宜做该检测，检测时要在外观正常皮肤上做，高浓度的刺激性物质不宜直接做受试物质。

（2）受试前 72 h 及受试期间不能使用抗组胺药，受试前 2 周及受试期间不能系统使用糖皮质激素。

（3）受试期间贴敷区不能碰水，尽量不要剧烈运动、大量出汗，以免受试物不能保证一直贴在皮肤上。周围一定范围内都不要使用糖皮质激素的外用药膏、药水，以免引起假阴性结果。

（4）受试期间如果出现局部皮肤剧烈反应或出现荨麻疹、哮喘甚至休克样表现，一定要及时除去受试物，及时去医院就医。

（5）如果高度怀疑的物质出现阴性结果，可以 1 周后重复做斑贴试验。

第二节　激素依赖性皮炎

一、概念

激素依赖性皮炎是指皮肤主要是面部等薄嫩处，长期或大量使用外用糖皮质激素药物或长期使用含有糖皮质激素的化妆品，一旦停止使用会使原来的皮疹疾病复发、加重或出现新的皮疹，重新使用糖皮质激素后症状迅速缓解，迫使患者继续使用该药物，即形成药物依赖。外用糖皮质激素具有广泛的非特异性的抗炎作用，对于变态反应、细菌病毒感染、物理因素刺激等引起的炎症均有作用，而且起效作用快，症状缓解明显，经验不足的医生或不明就里的患者容易出现超范围、超时间应用，使局部皮肤对药物产生依赖，皮疹呈多形性、反复发作，病程迁延，对患者的外貌和心理都会产生较大影响。根据该疾病的临床表现和外用糖皮质激素的作用、副作用，中国医师协会皮肤科医师分会皮肤美容亚专业委员会统一将其命名为糖皮质激素依赖性皮炎，简称"激素依赖性皮炎"。

二、病因及发病机制

（1）患者长期使用含有糖皮质激素的化妆品或者用非正规药物（含有激素药物而没有标示，如"苗岭洁肤霜"违规添加内酸氯倍他索），此类患者刚开始并不能询问出明确的皮质激素外用史,停用或更换不含激素的化妆品后出现不适,再次用药后缓解。

（2）患者自行购买或擅自延长使用含有皮质激素的药物,经验不足或不同医生诊治因为各种原因没有了解原来的药物使用史致药物使用时间过长。低效、中效糖皮质激素使用超过8~10周,强效、超强效糖皮质激素使用超过14~21天就容易出现激素依赖。

（3）药物种类选择不当,糖皮质激素外用药根据其抗炎作用的强弱分为弱效、中效、强效、超强效几种,临床上会根据疾病的不同、部位的不同、年龄性别的不同而选择,面部、阴囊等部位尽量不使用超强效、含氟的药物。

（4）适应证选择不当,真菌感染、酒渣鼻、痤疮等疾病是不适合外用糖皮质激素的,如果因为皮肤发生炎症就盲目使用糖皮质激素,刚开始可能会使炎症暂时控制,后期会强势反弹,出现症状加重,新疹出现等。

（5）部位选择不当,人体各部位吸收药物的能力及出现副作用的时间均不一样,面部及腋窝、腹股沟、乳房下、阴囊等皮肤薄嫩处或新生儿、婴幼儿是不适宜使用强效及以上糖皮质激素外用药物的,或者因为各种因素延长了弱效、中效糖皮质激素的使用时间,局部皮肤就可能会出现药物依赖。

发病机制:糖皮质激素与激素受体高亲和力的结合,抑制了编码炎症递质的基因表达,从而起到非特异性抑制炎症的药物作用。激素受体分为 α 和 β 两种,α 在细胞质,β 在细胞核。长时间使用糖皮质激素时,α 受体逐渐下调,从而产生药物依赖。

三、临床表现

外用糖皮质激素时间过长或使用含卤素的皮质激素可能会出现局部皮肤菲薄、毛细血管扩张、继发感染、色素沉着、干燥灼热、脱屑紧绷等。

激素依赖性皮炎根据其不同的临床表现分为以下几种类型。

（1）面部皮炎型:面部干燥,预热及兴奋易潮红,有对称分布的红斑、斑丘疹,毛细血管扩张,主要分布在两颊(图 7-5)。

（2）痤疮样皮炎型:面部出现痤疮样皮疹,可以有粉刺、丘疹、丘疱疹、脓疱等,一般不会出现重型痤疮的结节、囊肿等皮疹(图 7-6)。

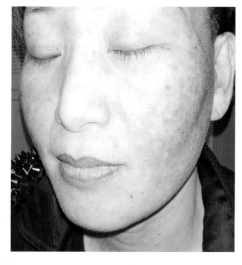

图 7-5 面部皮炎型

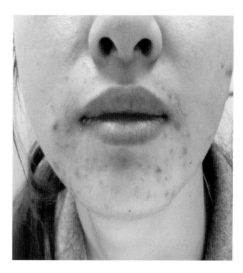

图 7-6 痤疮样皮炎型、毳毛增生型

（3）毳毛增生型：面部出现毳毛增生，主要分布在眶周，尤其是下眼睑外侧颧骨、上唇和下颏部位，一般为浅黑色，可以与痤疮样皮炎型并发（图7-6）。

（4）皮肤老化型：面部皮肤干燥、脱屑、变薄皱起，显得很苍老，多数由面部皮炎型转化而来或并发（图7-7）。

（5）色素沉着型：整个面部色泽暗沉，对称分布于两颊、鼻背、口周等部位，呈片状或网状色素沉着斑，浅棕色至深棕色（图7-8）。

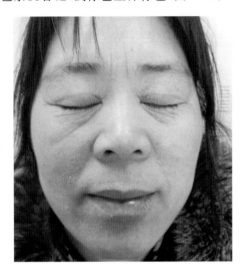

图 7-7　皮肤老化型

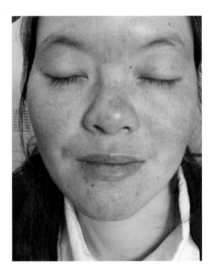

图 7-8　色素沉着型

四、诊断与鉴别诊断

（一）诊断

患者有明确外用糖皮质激素接触史，时间较长或面部、外阴等薄嫩部位的强效、超强效皮质激素使用史，或疑似含有糖皮质激素的化妆品，并且符合一旦停止使用会使原来的疾病皮疹复发、加重或出现新的皮疹，重新使用糖皮质激素后症状迅速缓解，迫使患者继续使用该药物，即形成药物依赖的病情，并且临床上有符合上述多种类型的皮疹者。

（二）鉴别诊断

1. 酒渣鼻

主要分布于鼻部及周围，病程迁延，没有外用皮质激素史，皮疹主要是红斑、毛细血管扩张，严重者出现细小脓疱。激素依赖性皮炎的皮疹分布于面部两侧，除了广泛的毛细血管扩张外，还有其他色素沉着、痤疮样皮疹、毳毛增生等。

2. 痤疮

需要与寻常型痤疮的早期皮疹相鉴别，重型的可以出现明显的结节、囊肿，可以相鉴别。早期主要是激素依赖性皮炎，皮肤变薄、毛细血管扩张比较明显，可以鉴别。

3. 特应性皮炎

部位相对固定，与是否长期接触糖皮质激素外用药无关。一般是慢性迁延经过，婴儿期、儿童期表现为"四弯风"，即肘窝、腘窝、面部出现的红斑、丘疹、丘疱疹、糜烂、渗出；成人期皮损逐渐转为干燥、肥厚革化、苔藓样变，以肘窝、腘窝、颈部为主。患者个人或家族直系血亲可以有哮喘、过敏性鼻炎等病史,外周血嗜酸性粒细胞、血清 IgE 升高。

五、防治

(一)预防

(1)对一些非正规的化妆品要多加注意,提高警惕性,尤其是所谓进口的没有经过正规检测的化妆品。对于疑似含有糖皮质激素的化妆品要立即停用,嘱患者以后也不要使用类似产品。

(2)第一次接触患激素依赖性皮炎者,要耐心解释,本病容易迁延反复,对患者心理上的压力很大,要让患者意识到本病的病程长、疗程久,治疗中也容易出现皮疹的暂时反复。要取得患者的充分信任,使其树立信心、配合按时治疗。

(3)糖皮质激素外用的选择:根据患者的病情、部位、年龄、性别等选用合适的种类、剂型、浓度、用药时间、减量时机等。原则是激素效果、浓度、应用时机就低不就高,根据患者的个体差异及时调整或停用糖皮质激素药物。

(二)治疗

1. 一般治疗

立即停用外用的糖皮质激素或含有糖皮质激素的化妆品,尽量避免表面剥脱(去死皮)、面部干燥、表皮屏障功能受损,可以使用无香精色素的医学护肤品、保持皮肤水分,加快皮肤恢复时间,改善外观。

2. 局部治疗

(1)激素递减治疗:对于药物依赖时间长、停药后反弹明显的患者可以使用递减治疗,效能由强减弱,浓度由高到低,用药频度逐渐降低,间隔时间延长,直至逐渐停药。

(2)激素替代治疗:非甾体类抗炎软膏,如氟芬那酸丁酯软膏、乙氧苯柳胺软膏、丁苯羟酸软膏等;钙调神经酶抑制剂,如 0.03%~0.1%他克莫司软膏或 1%吡美莫司软膏。利用它们的抗炎作用替代糖皮质激素,改善症状。

3. 系统治疗

面部皮炎型可以口服抗组胺药,如氯雷他定片、西替利嗪片等,炎症明显者可以短期口服或静脉使用小剂量糖皮质激素,如强的松片 10~30 mg 等当量,可以使血液中糖皮质激素浓度得以维持,避免即刻停用外用糖皮质激素后的强烈反弹。痤疮样型可以使用口服多西环素等四环素类药物或维 A 酸类药物。色素沉着型可以使用维生素 A、维生素 E 等脱色素药物。毳毛增生型大部分在停用糖皮质激素,接触药物依赖后会自行脱落或恢复原来的颜色、长度、质地,如果不能消退可以使用半导体激光脱毛。

4. 美容仪器治疗

基本没有创面、无瘢痕,是非介入、非剥脱的无创治疗。

(1)红光治疗:635 nm 波长的红光对于皮肤的炎症有着很好的抑制作用,连续的照射可以缓解药物依赖带来的红斑、丘疹等炎症,疗程长、副作用少。

(2)强脉冲光治疗:590~1200 nm 的强脉冲光,可选择低能量、波长较长的强脉冲光治疗毛细血管扩张。

第三节 湿 疹

一、概念

湿疹（eczema）一词源于希腊语——沸腾，起疱，是一种非常常见的损容性皮肤病，是由多种内因、外因引起的皮肤表皮及真皮浅层的炎症反应。一般具有五大特性：多形性、渗出性、对称性、瘙痒性、慢性反复性。

二、病因及发病机制

湿疹的发病原因很复杂，具体的病因往往不能明确，大多数学者认为与由多种内外因素引起的Ⅳ型变态反应相关。

（1）内因：慢性的炎症（包括隐匿性感染，主要为金黄色葡萄球菌、马拉色菌、青霉曲霉、烟霉等）、寄生虫感染（肠道感染常见）、代谢障碍、内分泌失调、月经、妊娠等激素水平的变化等。

（2）外因：食入性过敏原（多为动植物性异体蛋白，如海鲜、牛羊肉、鸡蛋、牛奶、芒果、花生、杏仁等），吸入性过敏原（多种花粉、动物皮毛皮屑、尘螨、粉螨等），以及其他各种化学物质，如人造化纤衣物、用品、食品添加剂、杀虫剂、防腐剂、洗涤剂、石油塑料燃烧废气等。

（3）精神神经因素：精神高度紧张、疲劳、失眠、工作学习压力大、抑郁多思等。

（4）生活环境：日晒、温度剧烈变化、出汗、摩擦、化妆品使用不当等。

（5）遗传因素：10%的患者或直系亲属有过敏体质。

三、临床表现

湿疹的表现多样，可以发生于任何年龄、性别、部位、季节。夏季气温高、易出汗，皮疹容易充血、感染而加重；冬季由于皮脂分泌减少，皮肤表面水分丧失较多，整个皮肤的含水量下降，会引起湿疹症状加重。临床表现主要符合上述的五大特点，根据皮疹发生的时间及皮疹不同阶段的特点分为以下几种。

（一）急性湿疹

起病急，瘙痒剧烈，皮疹多发生于面部、颈部、耳后、乳晕及乳房下部、双手、四肢屈侧，其他的任何部位也可发生。皮疹表现为多形性，常见为红斑、水肿型红斑，在此基础上的细密分布的小丘疹、丘疱疹、水疱，可以融合成大疱，疱顶破损后常形成糜烂面，渗出明显，早期为浆液性、清亮，如果激发感染就会出现脓疱、脓性渗出。皮疹界限不清楚，随着时间推移周围可以出现新的皮疹，原来的皮疹出现结痂，感染后出现脓痂。如果热水烫洗、搔抓或处理不当会使皮疹加重，甚至蔓延至全身。如果及时正确处理，一般会在10~20天痊愈；如果处理不当可能会转变为亚急性或慢性湿疹（图7-9）。

（二）亚急性湿疹

多数由急性湿疹转变而来，瘙痒仍然很剧烈，皮疹的炎症情况有所减轻、渗出减少、水疱干燥，皮疹主要转为小斑丘疹、丘疹，有少量的渗出、糜烂，可出现明显的结痂、脱屑（图7-10）。

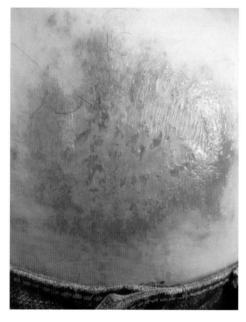

图 7-9 急性湿疹

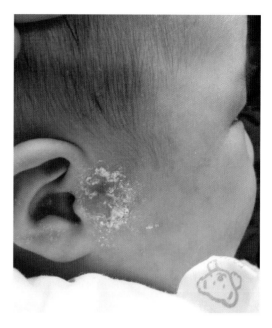

图 7-10 亚急性湿疹

（三）慢性湿疹

常常由急性、亚急性湿疹反复迁延不愈转变而来。发病部位常见于手足、外阴、肛周、小腿、肘部等部位。炎症开始减轻、局部瘙痒，由于搔抓等刺激皮疹逐渐转为肥厚革化、粗糙，出现丘疹、斑块、苔藓样变，界限变清晰，常伴有色素沉着或色素减退，病程慢性，可持续数月至数十年（图 7-11）。

（四）特殊类型的湿疹

湿疹病因不明，由于传统原因，湿疹的分类与命名比较混乱，相对正规的是以部位及诱因命名的几类。

1. 乳房湿疹

哺乳期女性多见，应该与摩擦和体液刺激相关。多以乳头为中心，乳晕、乳房的皮肤为主，可以对称或单侧分布，表现为暗红色斑疹、丘疹、丘疱疹，界限不清楚，可以有糜烂、渗出、结痂，如果持续哺乳可以加重并出现裂隙，由瘙痒转为疼痛，并且可能因为有创面、潮湿、不断刺激产生细菌感染，增加母体痛苦，影响哺乳。

2. 婴儿湿疹

多于出生后 1 个月出现，至 6 个月后开始减轻，2 周岁左右逐渐自行痊愈。皮损最常见于头面部，如头顶部、前额、眉弓、眉间、两颊，然后逐渐增加至胸部、肩颈部、背部、四肢等，严重者可以泛发全身。自觉明显瘙痒，患儿烦躁不安、夜间哭吵，严重者可以影响正常生长发育。刚开始皮疹为群集或散发的红斑、小丘疹，逐渐增多蔓延，出现小水疱、渗出、鳞屑、结痂，严重的出现糜烂甚至激发感染。按照皮损特征可以分为渗出型、脂溢型、干燥型三种，可以相互转化或叠加并存（图 7-12）。

3. 手部、足部湿疹

手部因为经常接触许多物质，尤其是某些职业，如家庭主妇、化工厂、药厂一线职工等，接

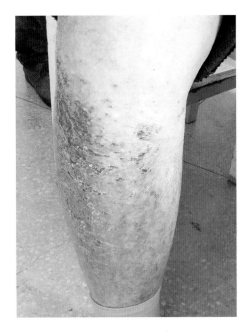

图 7-11　慢性湿疹

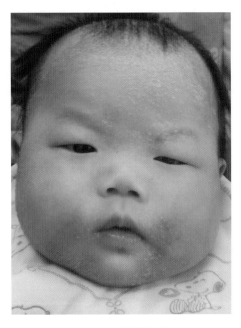

图 7-12　婴儿湿疹

触物质复杂,变应原不易明确。足部因为在高温潮湿不透气的环境,经常摩擦,也容易发生湿疹。这是以部位命名的,各个急性、亚急性、慢性的分期同上(图 7-13、图 7-14)。

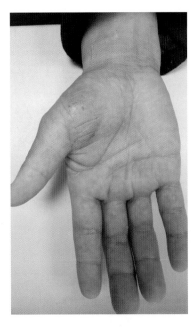

图 7-13　手部湿疹

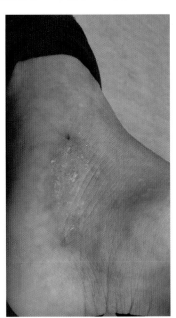

图 7-14　足部湿疹

4. 外阴、阴囊、肛周湿疹

外阴、肛周所处环境高温潮湿,因各种分泌物、粪便、尿液刺激,加之现代人喜欢塑性好的紧身化纤衣物,男性多喜欢饮酒,少食蔬菜,引起 B 族维生素摄入不足、消耗增加,给阴囊湿疹的发生创造了良好的条件。再者发病部位私密,不少患者讳疾忌医,又私下过度搔抓,引起局部皮损的肥厚性改变,给治疗带来一定困难。时间长了多转为慢性,皮损界限清楚,有红斑、鳞屑、苔藓样变,搔抓后出现裂隙、糜烂等。

四、诊断与鉴别诊断

(一) 诊断

一般要除外病因明确的其他皮炎类疾病,依据病史、病程、皮疹形态等五大特征可以诊断本病。急性湿疹的皮疹以红斑、水肿、丘疹、水疱、渗出为主,有对称性,伴瘙痒。亚急性湿疹的水疱、渗出减少,出现明显结痂、脱屑。慢性湿疹皮疹苔藓化肥厚,色素沉着或色素减退。

(二) 鉴别诊断

1. 急性湿疹与急性接触性皮炎的鉴别

详见表 7-4。

表 7-4 急性湿疹与急性接触性皮炎的鉴别

项目	急性湿疹	急性接触性皮炎
病因	复杂,多不清楚,以内因为主	以接触史、外因为主
发病部位	任何部位	接触部位
皮疹边界	不清	清楚
皮疹特点	多形性,对称,炎症相对轻,无大疱、坏死	形态单一,炎症相对重,可有大疱、坏死
病程	相对长,容易反复	相对短,去除病因不会复发
自觉症状	痒、不痛	痒、灼热、疼痛
斑贴试验	阴性	阳性

2. 慢性湿疹与慢性单纯性苔藓的鉴别

详见表 7-5。

表 7-5 慢性湿疹与慢性单纯性苔藓的鉴别

项目	慢性湿疹	慢性单纯性苔藓
病史	从急性湿疹发展而来,可以有急性发作经过	先瘙痒,搔抓后出现
病因	各种内外因素	神经、精神因素为主
皮疹	圆锥形丘疹,暗红色到灰褐色,融合成片、肥厚,色素沉着	扁平丘疹,多角形,融合成苔藓样变,边缘可见发亮的扁平丘疹
发病部位	任何部位	颈部、肘关节、膝关节、腰骶部
疾病演变	可有急性发作,有渗出倾向	慢性经过,干燥、无渗出倾向

五、防治

(一) 预防

尽管湿疹病因不清,但是仍然要多方询问病史,尽可能找到相关的诱因、病因并去除。一旦发生本病要避免刺激,包括热水烫洗、搔抓、肥皂沐浴露过度洗涤,饮食上要避免酗酒、重辣饮食,明确有动植物蛋白过敏的患者要严格避免过敏原。衣服要宽松,尽量穿浅色棉织物。生活要有规律,不要过度劳累、熬夜。加强锻炼,治疗慢性炎症。

(二)治疗

1. 局部治疗

(1)急性湿疹:有明显渗出者用等渗溶液冷湿敷,如生理盐水、3%硼酸溶液、1:5000高锰酸钾溶液,每天3次,每次20~30 min,渗出停止后使用糖皮质激素软膏外用;没有明显渗出、红斑者可以用炉甘石洗剂、粉剂、糖皮质激素软膏外用。

(2)亚急性湿疹:渗出少量时使用氧化锌油剂,干燥时使用糖皮质激素霜或软膏外用,伴感染时使用抗生素或含抗生素的复合制剂。

(3)慢性湿疹:糖皮质激素软膏、硬膏外用,如糠酸莫米松、曲安奈德。对于皮疹肥厚、局限者可以用封包或局部封闭治疗,如曲安奈德、得宝松。

2. 系统治疗

口服抗组胺药,如氯雷他定片10 mg/d、西替利嗪片10 mg/d、非索非那定片120~180 mg/d、地氯雷他定片5 mg/d、左西替利嗪片5 mg/d等,可以双联或交替使用,炎症明显者可以注射10%葡萄糖酸钙注射液10~20 mL加维生素C注射液1.0 g,每天一次静推或静注,硫代硫酸钠针0.64~1.28 g,每天一次静推,泛发者可以短期口服或系统使用小剂量糖皮质激素,如强的松片30 mg/d等当量,如果有严重感染情况可以口服或注射敏感抗生素。

第四节 唇 炎

一、概念

唇炎是指唇红部位及其附近的皮肤黏膜发生干燥、脱屑、结痂、糜烂、肿胀等不适的炎症性疾病。除了少数急性病程外,大部分都是慢性经过,反复迁延,偶有急性发作,并伴有瘙痒、灼热、疼痛等不适。根据病因和皮损形态分为剥脱性唇炎、光化性唇炎、肉芽肿性唇炎、腺性唇炎、急性接触性唇炎、良性淋巴增生性唇炎、真菌性唇炎等几种。

二、病因及发病机制

唇炎的病因不是很清楚,可能与以下因素有关:日晒、局部理化刺激、药物、微生物、遗传、免疫、神经精神因素等。

(1)日晒:日光长期、超量照射可以引起急性、慢性光化性唇炎,尤其是野外工作者或户外运动爱好者。光化性唇炎以日光照射的前锋部位下唇为主,日光中紫外线的强烈照射、患者唇部本身的角质层等的保护层功能较差或者经常接触含有光敏性的唇膏等物质都是光化性唇炎的好发因素。

(2)局部理化刺激、变态反应:如反复的舌舔、咬唇,出现轻度脱皮后习惯性撕扯,唇膏、口红、牙膏牙粉、金属牙托假体、辣椒、香料、烟草、槟榔、长期吹奏乐器等。慢性反复刺激后引起变态反应,唇部皮肤出现炎症反应、瘙痒、疼痛。

(3)药物因素:肿瘤患者进行化疗时可能会出现剥脱性唇炎,尤其是淋巴瘤或白血病患者,考虑可能是抗肿瘤药物对黏膜和唇部皮肤的上皮细胞有损伤作用。

（4）神经精神因素：有专家提出唇炎属于心身疾病，尤其是有精神分裂症和强迫症的患者可能有不受控制的反复机械性舔唇的动作。

（5）微生物：近年来研究较多，但是还没有定论，考虑相关的微生物有白色念珠菌、单纯疱疹病毒、螺旋体等。

（6）季节变化：慢性唇炎的反复发作多在冬春交界和秋冬交界的时间，可见其与季节交替、气候干燥明显相关。

三、临床表现

临床上表现为唇红部位及其附近的皮肤黏膜的干燥、脱屑、结痂，严重者出现糜烂、结痂、肿胀、皲裂，自觉症状为瘙痒或疼痛。根据其不同的病因、皮疹、病程分为以下几种类型。

（1）剥脱性唇炎：年轻女性和少年儿童多见，常从下唇部开始发病，逐渐出现干燥、脱屑，如果有不断撕扯的习惯或不断因干燥而反复舌舔会加重病情，然后又出现纵形皲裂、少量渗出，结痂、鳞屑脱落后可以暴露出鲜红色的基底，出现疼痛感。逐渐向上唇部蔓延，常迁延不愈（图 7-15）。

（2）光化性唇炎：多以日光照射的前锋部位下唇为主，主要表现为唇红部位皮肤糜烂，皮损一般限制为唇红边缘，有浑浊的浆液性分泌物，唇部轻度外翻、肿胀，严重者可以出现出血、血痂，在把痂皮用力剥除后出现出血性溃疡，可以同时有脓性渗出物。自觉症状为瘙痒、灼热、疼痛，唇膏、酸辣食物、撕扯痂皮、唇部运动幅度过大等刺激后可以加重或反复发作。本病病程常迁延，长期不愈（图 7-16）。

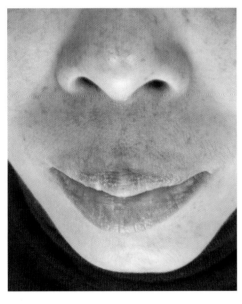 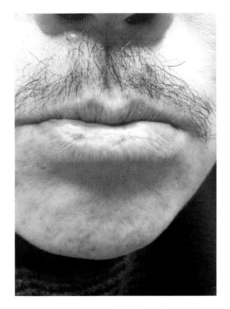

图 7-15　剥脱性唇炎　　　　　　　　图 7-16　光化性唇炎

（3）肉芽肿性唇炎：本病少见，发病年龄为中青年，女性略多于男性，下唇受累为主，时间长了上唇也可以出现皮损，唇色鲜红，以弥漫性肿胀为主，质软，可伴有皮脂腺异位，很少出现干燥、结痂、皲裂。早期在缓解期肿胀还可以部分消退，时间长了可以持续肿胀不退。

（4）腺性唇炎：本病少见，表现为唇部的肿胀，较肉芽肿性唇炎皮疹坚实，下唇可外翻，是由于唇红内侧边缘及黏膜的黏液腺的肿大、分泌增多引起。翻开肿大的唇部,可见唇红及内侧有散在界限清楚的淡黄色小结节,直径 1~3 mm,可见黏液腺开口处的稀薄黏液,挤压后出现"露珠状"黏液,具有特征性。早上起来可出现上下唇部粘在一起,不易张开。

(5)急性接触性唇炎:根据接触物不同可以是Ⅰ型或Ⅳ型变态反应,直接的原发性刺激接触后即刻就会出现红斑、肿胀、刺痛,随即可有渗出,随着病程发展可以出现结痂、干燥;大多数的接触性唇炎为Ⅳ型变态反应,有潜伏期,逐渐出现红斑、轻度肿胀、结痂、皲裂等(图7-17)。

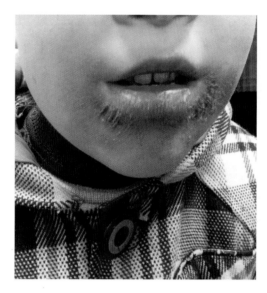

图 7-17　接触性唇炎

四、诊断与鉴别诊断

(一) 诊断

唇红部位及其附近的皮肤黏膜出现干燥、脱屑、结痂、糜烂、肿胀等不适要高度怀疑本病,尤其是唇部反复发作的干燥鳞屑、结痂性损害,再结合日晒、局部理化刺激、明确的药物使用等病史,综合判断。当糜烂、溃疡经久不愈,尤其是光化性唇炎,要警惕恶变可能。

(二) 鉴别诊断

1. 扁平苔藓

唇部的扁平苔藓一般都是干燥的皮损,表现为下唇的灰白色或灰紫色网状或花纹状斑疹,边缘可以轻度呈堤状隆起,皮疹界限清晰。主要需要鉴别的是糜烂型扁平苔藓,但是糜烂范围不大,一般不会出现弥漫性糜烂,仔细观察边缘可以发现典型的网状或花纹状斑疹。另外其他部位皮肤可以发现典型的扁平苔藓皮肤损害、紫红色扁平丘疹,可见到维克汉姆纹、同形反应,还有特征性的甲胬肉及龟头的环状损害,可以帮助鉴别。

2. 盘状红斑狼疮

唇部的盘状红斑狼疮一般都比较干燥,有光敏反应,皮损不超过唇红皮肤边缘,主要需要鉴别的是糜烂型的盘状红斑狼疮,比较少见,年轻人常见,身体其他曝光部位也有干燥性皮疹,可能有毛细血管扩张、光敏反应、血液检查 ANA(＋)等。

3. 多形红斑

重型多形红斑在唇部的表现也是糜烂、结痂,但是局部症状更重,可结厚血痂,张口困难,同时合并口腔黏膜和眼结膜、外阴、肛周皮肤黏膜糜烂,其他部位也有类似皮疹。

五、防治

(一)预防

(1)一定要改正经常舔唇、咬唇、撕扯部分脱落的痂皮等不良习惯,经过认真保养的嘴唇仍然有长期糜烂、脱屑者一定要及时就医,早期发现可能恶变的情况。

(2)饮食要清淡,尽量少进食酸、辣、咸、烫等直接刺激的食物,食材要精选,避免"地沟油、工业盐"等劣质原料,发作期少吃海鲜、牛羊肉等热性食物,多吃新鲜的蔬菜、水果,但对于容易过敏的芒果、菠萝等要注意。

(3)选择适合自己的润唇膏,经常保护,实在不能适应者可以涂少量植物油或淡蜂蜜以锁住水分,必要时可以短时间封包。

(4)尽量不用口红,有经常不适症状者更加不要去文绣,这样可以会使部分色料长期刺激局部皮肤。

(5)保持唇红部皮肤含水量:避免冷风直吹、长期生活在寒冷环境及带走水分的干热空气中,一定要补充足够的水分。

(二)治疗

1. 一般治疗

光化性唇炎一定要减少日晒,尤其是强光大量照射,缓解期可以使用防晒霜;腺性唇炎不宜使用油腻的唇膏以阻塞腺体分泌;接触性唇炎患者要筛选确定并避免接触相同或相似产品。

2. 局部治疗

(1)渗出、糜烂者的治疗:可以使用溶液湿敷,包括生理盐水、0.1%利凡诺尔溶液、3%硼酸溶液,每次20~30 min,每天3次。

(2)干燥、脱屑者的治疗:常用含有糖皮质激素的软膏,建议先使用弱效激素或软性激素,然后可以配合鱼肝油软膏或者医学护肤品补水、锁水。

3. 系统治疗

光化性唇炎、接触性唇炎可以口服抗组胺药,如氯雷他定片、西替利嗪片等,炎症明显者可以短期口服或静脉使用小剂量糖皮质激素,如强的松片10~30 mg等当量。可以服用维生素A、维生素E等滋润脱色素药物,补充B族维生素药物促进皮肤黏膜生长。光化性唇炎者口服羟氯喹、β-胡萝卜素、烟酰胺片。肉芽肿性唇炎可以在基底部注射皮质激素,如利多卡因加曲安奈德或得宝松注射液。

4. 美容仪器治疗

(1)氦-氖激光:能够促进创面愈合,可以选择性用于有糜烂面的皮损。

(1)红光治疗:635 nm波长的红光对于皮肤的炎症有着很好的抑制作用,连续的照射可以促进创面愈合,很少出现副作用。

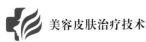

第五节　荨　麻　疹

一、概念

荨麻疹民间俗称"风疹块"，是以皮肤黏膜潮红、风团为特点的血管通透性增加致其内液体渗漏到组织间隙而发生的局限性、暂时性真皮充血水肿。

二、病因及发病机制

（一）病因

荨麻疹的病因多不十分明确，有时与多种因素相关，可能的病因如下。

（1）感染：细菌感染（金黄色葡萄球菌、链球菌、幽门螺旋杆菌引起的急慢性感染，如鼻炎、中耳炎、扁桃体炎、胆囊炎、皮肤感染等）、病毒感染（单纯疱疹病毒、柯萨奇病毒、EB病毒、肝炎病毒等）、真菌感染（手足癣、体癣等浅部真菌病，隐球菌感染等深部真菌病）、寄生虫感染（蛔虫、钩虫、丝虫、绦虫、阿米巴虫等）。

（2）药物：最常见的是青霉素类、头孢类抗生素、部分解热镇痛药、血清制剂（包括各种疫苗）、磺胺。有些本身就是组胺释放剂（吗啡、杜冷丁、阿司匹林、多黏菌素 B、肼苯哒嗪、可待因等）。其他药物还有防腐剂、赋形剂、抗氧化剂等。

（3）食入性过敏原：异体动物蛋白（牛羊肉、海鲜、牛奶、鸡蛋等）、植物（草莓、竹笋、菠萝、姜、葱、蒜等）、食品添加剂和染色剂（柠檬酸、安息香酸、胭脂红、落日黄等）。

（4）吸入性过敏原：各种花粉、动物皮毛、皮屑、粉螨、尘螨、霉菌孢子、挥发性化学物质（甲醛、丙烯醛）等。

（5）接触性过敏原：自体或异体的体液、昆虫蛇蝎等的毒素、毛毛虫毒毛、植物或动物（荨麻、生漆、蘑菇、猫狗毛等）。

（6）精神因素：精神紧张、抑郁、情绪波动等可引起乙酰胆碱的释放。

（7）物理因素：日光、压力、冷、热等。

（8）遗传因素：遗传性血管神经性水肿、家族性冷性荨麻疹。

（二）发病机制

原来研究较多的是肥大细胞脱颗粒，目前的研究证明除了肥大细胞外，嗜碱性粒细胞、淋巴细胞等炎性细胞都参与了荨麻疹的发生过程。这些炎性细胞被刺激活化后释放组胺、5-HT、细胞趋化因子、白三烯、前列腺素等化学介质，使血管扩张、通透性增加、平滑肌收缩、腺体分泌增加等，产生皮肤黏膜的红斑、风团，呼吸道、消化道的水肿、痉挛等皮肤局部及全身症状。具体的发病机制分为免疫性和非免疫性两种。

（1）免疫性机制：多为Ⅰ型和Ⅲ型变态反应，Ⅰ型主要为 IgE 依赖性荨麻疹（食物、药物过敏），Ⅲ型主要是补体介导的荨麻疹（荨麻疹性血管炎），而Ⅱ型主要是输血引起的荨麻疹。

（2）非免疫性机制：又称假变态反应性荨麻疹，多为组胺释放剂引起，如吗啡、杜冷丁、阿司匹林等。物理因素，如压力、冷、热等，主要通过肥大细胞膜表面受体和配体的直接结合作用导致细胞活化。

三、临床表现

（一）根据病程分类

荨麻疹根据病程分为急性、慢性和亚急性三种。

1. 急性荨麻疹

一般以时间划分，6周内可以消退，部分能够找到明确病因。多数起病急，一般突发明显瘙痒，紧接着出现瘙痒部位红色或苍白色风团（图 7-18），呈圆形、椭圆形或不规则形，大小不等、数目不一，孤立分布或融合成片，部分表面呈橘皮样（图 7-19）。持续时间十几分钟到十几小时后逐渐消退，退后不留痕迹，皮疹持续时间不超过 24 h，但是风团此起彼伏、反复发作。部分患者划痕症阳性。病情严重者可以出现心慌、胸闷、血压降低等过敏性休克的症状；消化道黏膜受累时可以出现恶心、呕吐、腹痛、腹泻；累及支气管、喉头时可以出现咽部不适、呼吸困难甚至窒息，如果出现明显的高热、寒战等中毒症状时，要排除感染情况。

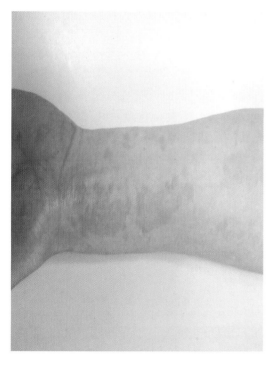

图 7-18　荨麻疹

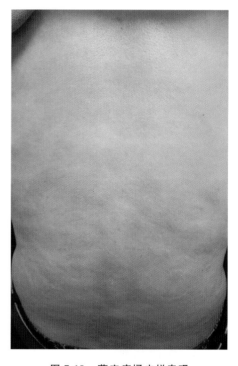

图 7-19　荨麻疹橘皮样表现

2. 慢性荨麻疹

慢性荨麻疹一般为风团样皮疹，每周发作两次以上，反复发作超过 3 个月。患者发作时一般症状较急性荨麻疹轻，不大会融合成大片，风团数目不一，反复发作，发作时间一般较短，定时或不定时发作。病程一般持续数月到数年，病因大多不明，但大多数慢性荨麻疹患者与慢性感染或系统性疾病有关。另外有一些药物、食物可能会加重本病的症状，如青霉素、酒精、非甾体类抗炎药、阿司匹林等。

3. 亚急性荨麻疹

时间介于 3～6 个月之间，症状也是位于急性和慢性荨麻疹之间，包括起病、病程持续时间、症状轻重等。

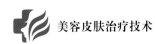

（二）根据病因分类

荨麻疹根据病因分为物理性和特殊性两种。

1. 物理性荨麻疹

（1）人工荨麻疹：也称皮肤划痕症，一般先出现瘙痒感，用钝器划过或者指甲搔抓皮肤数分钟后出现与划痕一致的条索状苍白或红色隆起（图7-20），周围可以出现红斑或小风团。可伴有瘙痒和针刺感，0.5～1 h可以消退。人工荨麻疹可以持续几周至几年，部分患者在数年后自愈。另外还有一种特殊类型，即迟发型皮肤划痕症：钝器划过后几小时出现条索状的红斑和风团，6 h左右到达顶峰，48 h内可消退。

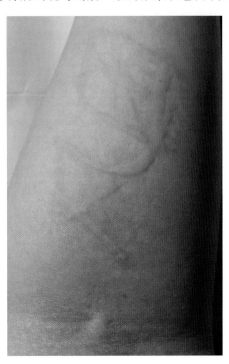

图7-20 皮肤划痕症

（2）压力性荨麻疹：主要表现为皮肤受到压力刺激后出现界限不清的真皮及皮下组织弥漫性水肿性红斑、斑块，中央因为血管受压可以呈苍白色，皮疹很少累及非受压部位，有瘙痒或针刺、烧灼感。受压部位于压力刺激后4～6 h后发生，一般持续8～12 h，重症者出现畏寒、发热等类似流感样全身症状，有恶心、关节酸痛等不适。受压部位久站、长时间步行、久坐、穿紧身衣物等引起的足跖、臀部、股屈侧、腰带、袜带、胸罩带等处较常见。

（3）冷性荨麻疹：常见的一种是获得性冷性荨麻疹，表现为遇冷后接触部位产生风团，包括冷风、冷水或其他冷的接触物等，情况严重者出现唇部指尖发麻、心慌胸闷、腹痛腹泻甚至休克、晕倒等，以及冷饮料、冰棍等引起的喉头水肿及口腔黏膜、食管、胃黏膜的肿胀。还有一种是先天性冷性荨麻疹，较罕见，可以从婴儿期开始发病，持续终身，属于常染色体显性遗传疾病，可以用"冰块试验"鉴别。

（4）热性荨麻疹：跟冷性荨麻疹一样分为先天性和获得性两种。先天性热性荨麻疹也属于常染色体显性遗传疾病，又称为家族性延迟性热性荨麻疹，婴幼儿期发病。获得性热性荨麻疹又称为局限性热性荨麻疹。该疾病的检测方法：将装有43 ℃温水的试管接触皮肤，获得性热性荨麻疹在数分钟就于接触的皮肤部位出现红斑、风团，有瘙痒或刺痛感，持续1 h左右消退。先天性热性荨麻疹患者在接触的皮肤1～2 h出现红斑、风团，4～6 h到达顶峰，12 h左右消退。

（5）日光性荨麻疹：对波长在300 nm的紫外线最为敏感，可以由中长波紫外线、可见光甚至透过玻璃的日光所造成。一般在敏感光源照射数分钟开始就会出现暴露部位的风团、红斑，明显瘙痒甚至刺痛，严重者甚至同时出现非暴露部位的皮疹。在非常严重的病例甚至会出现头晕、乏力、腹痛、腹泻等全身症状。

（6）振动性荨麻疹：少见，也分为先天性与获得性两种，是指皮肤在接触连续性振动刺激后出现局部的红斑、风团的皮肤疾病，一般在数分钟之后出现，持续半小时左右。连续性振动刺激主要来自使用持续快速振动的机器，还有长距离跑步、远足、用力擦洗皮肤等。

2. 特殊性荨麻疹

(1) 胆碱能性荨麻疹：年轻人多见，主要是身体内部的体温升高，使胆碱能神经发出冲动、释放乙酰胆碱，使肥大细胞脱颗粒，出现红斑、风团，主要原因是剧烈运动、情绪紧张、兴奋、吃大量热的食物、饮酒等。具体临床表现主要是散发不融合的 1～3 mm 的圆形小风团，周围多有红晕，对称分布于躯干及四肢近端，量较多。自觉症状是瘙痒、针刺感、麻木或烧灼感，发作较轻的可以只有麻痒感而不出现或仅有很少量的小风团，持续时间 0.5～1 h，严重者可以伴随乙酰胆碱引起头痛、脉缓、瞳孔缩小、腹痛、腹泻、流口水等全身症状。乙酰胆碱试验：用 1∶5000 的乙酰胆碱做皮内或划痕试验，可以迅速在注射或划痕区出现风团，附近可出现卫星灶。

(2) 水源性荨麻疹：接触不同温度水源后的皮肤直接在接触部位出现风团、红斑，即刻或几分钟后出现，伴瘙痒，好发部位是躯干，持续时间 1 h 左右。

四、诊断与鉴别诊断

(一) 诊断

依据典型的风团样疹，来得快、去得快，消退后不留痕迹，一般不超过 24 h，伴有明显瘙痒，可能会反复发作，一般不难诊断。重要的是寻找病因并去除，但是比较困难，应该详细询问病史、生活习惯、化学物质接触史、用药史、吃入特殊食物史等。还有一些物理性或特殊性荨麻疹可以采用特殊的诊断试验。

(二) 鉴别诊断

1. 丘疹性荨麻疹

夏秋多见，好发于下肢及躯干，典型的皮疹是绿豆到黄豆大小的红色丘疹，坚硬，对称分布，上端可有小水疱，周围可有纺锤形红晕，分批出现。多与昆虫叮咬相关，如蚊虫、螨虫、跳蚤等。与荨麻疹的主要区别是皮疹消退慢，需要 2 周左右，不会有来得快、去得快的特点。

2. 荨麻疹性血管炎

也是表现为风团样疹，严重者可以出现紫癜、水疱等。与荨麻疹的主要区别是 24 h 多不能完全消退，退后留有青灰色色素。实验室检查，可见补体 C_3 下降，循环免疫复合物增加，自觉症状多为疼痛感，瘙痒感较轻。

3. 急腹症、胃肠炎

当荨麻疹出现明显的胃肠道症状时要与急腹症、胃肠炎相鉴别。荨麻疹出现的恶心、呕吐、腹痛、腹泻等症状，一般都是在皮肤风团出现的同时或前后时间出现，尤其是胃肠道症状出现在皮肤症状之前一定要仔细鉴别，以免误诊。

4. 严重感染

当严重的荨麻疹出现高热、寒战、乏力等中毒症状时，要与单纯感染引起的相同症状相鉴别，但是由感染引起的荨麻疹或两者合并情况也不少见，结合皮肤风团的主要特征，治疗起来要两者兼顾。

五、防治

(一) 预防

(1) 注意饮食安全：荨麻疹的诱因中与饮食有很大相关性，比如贝壳、鱼虾等海鲜，芒果、

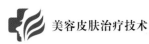

菠萝,含有色素、香料、防腐剂等人工添加剂的食品、酒精、辣椒等,尤其是一些酸辣等刺激性食品可能会改变胃肠道绒毛等的通透性,使蛋白质分解后具有抗原性的胨、多肽可能直接吸收入血,更加容易引起过敏,所以应尽量避免食用。

（2）注意环境卫生:注意主要的住所、学习工作环境的卫生,包括花粉、螨虫、动物毛发、皮屑,甲醛等化学物质,化妆品、洗涤剂中的香料,染发剂、化纤衣物及生活用品等,都要避免。与物理刺激相关的荨麻疹尽量避免各型的诱因,如冷性荨麻疹与冷饮,振动性荨麻疹与持续振动性机器等。

（3）注意药物因素:有一部分荨麻疹是与药物相关的,要仔细询问病史,包括 1 周内使用的普通药物,3～4 周内使用的血清制剂。常见的药物为青霉素类、头孢类抗生素、解热镇痛药、血清制剂（包括各种疫苗）、磺胺、组胺释放剂（吗啡、杜冷丁、阿司匹林、可待因）等,其他还有防腐剂、赋形剂、抗氧化剂等。

（二）治疗

1. 一般治疗

找到病因是重点,去除病因是重要的一环。

2. 局部治疗

局部治疗为辅助治疗,用于临时性止痒或部分少量经皮吸收的药物起效,如樟脑炉甘石洗剂、达克罗宁软膏、糠酸莫米松软膏等。

3. 系统治疗

（1）口服抗组胺药 H_1 受体拮抗剂。第一代组胺药:扑尔敏片 4 mg,每天 3 次;酮替芬片 1 mg,每天 2 次;苯海拉明片 25～50 mg,每天 3 次。第二代组胺药:氯雷他定片 10 mg,每天 1 次;西替利嗪片 10 mg,每天 1 次;地氯雷他定片 5 mg,每天 1 次;左西替利嗪片 5 mg,每天 1 次;非索非那定片每天 120～150 mg,分 2～3 次口服;咪唑斯汀片 10 mg,每天 1 次。可以联合或交替使用,注意药物的副作用。

（2）注射药物:扑尔敏针剂 10 mg,肌注,每天 1 次;葡萄糖酸钙注射液 10～20 mL,加入生理盐水或高渗葡萄糖液、维生素 C 静推。

（3）糖皮质激素:短期口服或静脉使用中、小剂量糖皮质激素,如强的松片 10～30 mg,每天口服,静脉使用的糖皮质激素主要有甲强龙注射液、地塞米松针、琥珀氢考注射液等,剂量可以换算为强的松片 10～30 mg 等当量。

4. 脱敏治疗

对于明确过敏原并且经过检查滴度较高的患者,可以使用脱敏治疗。目前疗效相对肯定的是尘螨的脱敏治疗。

5. 物理治疗

PUVA 对日光性荨麻疹有一定疗效,另外对人工荨麻疹、胆碱能性荨麻疹、冷/热性荨麻疹可以试用。

第八章　日光性皮肤病

学习目标

掌握:常见日光性皮肤病的种类,日光性皮炎与多形性日光疹的临床表现及鉴别诊断,皮肤光老化的临床表现、预防及治疗。

熟悉:慢性光化性皮炎的临床表现。

了解:慢性光化性皮炎的治疗。

日光中的紫外线(UVR)照射于人体皮肤可引起急性或慢性炎症,甚至激发皮肤的癌前病变及诱发皮肤肿瘤。根据 UVR 的波长和不同的生物学作用,分为长波紫外线(UVA)(波长 321～400 nm)、中波紫外线(UVB)(波长 281～320 nm)、短波紫外线(UVC)(波长 180～280 nm)。其中 UVB 和 UVA 是造成皮肤损害的主要原因,波长越长,穿透力越强。UVB 只能达到表皮的基底层,过度辐射会引起表皮细胞变性坏死,使皮肤产生红斑的急性反应,故亦称晒斑光谱,基底层中的黑素细胞受 UVB 照射后活性增强,可产生过多的黑色素;UVA 可深达真皮,主要引起真皮层细胞功能的改变,引起胶原纤维嗜碱性变性,造成光老化,其危害具有累积性。

UVR 对皮肤的损害可分为:①皮肤老化(光老化)。②光毒性反应:任何个体接受过量的日光照射或体内含有过多吸光物质,都会导致皮肤表面出现急性损伤性反应,如日晒伤。③光变态反应:发生于少数过敏体质者,体内的光敏感物质经 UVR 照射后形成光化合物,并与体内大分子结合形成完全抗原,刺激机体产生抗体或使淋巴细胞致敏,发生皮肤变态反应,如多形性日光疹。④光线加剧性皮肤病:如雀斑、黄褐斑、痤疮、酒渣鼻等。⑤光线致癌:如鳞状细胞癌、基底细胞癌、原位癌等。光毒性反应与光变态反应的鉴别要点见表 8-1。

表 8-1　光毒性反应和光变态反应的比较

项　　目	光毒性反应	光变态反应
病因	UVB	UVA、UVB,光敏感物质
发病人群	任何个体均可发生	少数过敏体质个体
潜伏期	无,首次接触即可发生	有,需再次接触才发生
皮损形态	急性皮炎	多形态,临床表现复杂
病程	短	长,可长期光敏
复发	不接触则不复发	有复发倾向
光生物学试验	阴性	阳性

第一节　日光性皮炎

一、概念

日光性皮炎又称日晒伤或晒斑，是由于强烈的日光照射，使正常皮肤的暴露部位出现红斑、水肿、水疱和色素沉着、脱屑等多种皮肤损害的一种急性光毒性皮炎。本病春末夏初多见，好发于儿童、妇女、滑雪者及水面工作者，其严重强度与照射日光的强弱、照射时间、个体肤色、体质、种族等有关。

二、病因及发病机制

本病的致病光谱主要是 UVB。波长 281～320 nm 的 UVB 长时间或高强度照射正常皮肤后产生光毒性反应，使表皮角质形成细胞的结构、功能发生改变，其释放的各种炎症介质如前列腺素（PG）、组胺、5-羟色胺、血清素和激肽等激发炎症反应，作用于表皮各层，导致真皮血管发生扩张，血管壁通透性增高，血浆通过扩大的内皮细胞间隙渗透到组织间，引起组织水肿，继之黑素细胞受 UVB 刺激，黑色素合成增加，导致皮肤发生色素沉着。

三、临床表现

（一）好发季节

四季皆可发病，但根据不同季节的紫外线照射强度有所差别，本病多发于春末夏初。

（二）好发人群

任何人均可发病，一般无个体差异。

（三）好发部位

主要发生于直接暴露在日光下的皮肤表面。

（四）典型皮损

多于日晒后 0.5～6 h 出现皮损，至 24 h 后达到高峰，炎症程度与肤色深浅、日光强度、暴晒时间及范围大小有关；表现为日晒部位皮肤出现界限清楚的红斑、水肿（图 8-1），甚至出现淡黄色浆液性的水疱、大疱及糜烂。

（五）伴随症状

患者自觉瘙痒、灼痛，严重者可出现全身症状，如发热、畏寒、头痛、乏力、恶心等。

（六）预后

轻者皮损 1～2 天后逐渐消退，遗留弥漫性糠秕样脱屑及色素沉着，严重者需 1 周左右恢复，可产生耐受性。

四、诊断与鉴别诊断

（一）诊断

主要根据强烈的日光暴晒史和 24 h 内在暴露部位出现边界清楚的红斑、水肿、水疱，自

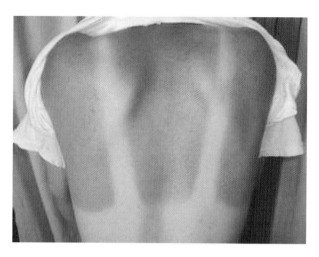

图 8-1 日光性皮炎

觉烧灼感或疼痛等，可以诊断。

（二）鉴别诊断

应与接触性皮肤炎进行鉴别，后者虽也表现为暴露部位出现多种皮肤损害的炎症反应，但是与接触致敏物有关，并无日光暴晒史，可发生于任何季节。

五、防治

（一）预防

经常参加室外锻炼，增强皮肤对日晒的耐受能力；在上午 10 时到下午 2 时日光照射最强时尽量避免户外活动或减少活动时间；避免日光暴晒，外出时注意防护，如撑伞、戴宽边帽、穿长袖衣服；若在户外，建议常规应用日光保护因子（SPF）15 以上的遮光剂，严重光敏者需用 SPF 30 以上的高效遮光剂。

（二）治疗

1. 局部治疗

以抗炎、止痒为原则。无渗出者外用炉甘石洗剂，有渗出者用 3% 硼酸溶液冷湿敷。

2. 全身治疗

口服抗组胺药物，重症者口服糖皮质激素，如泼尼松，成人 30 mg/d，分 3 次口服，连服 2～3 日。

3. 美容治疗

急性期给予冷喷、冷膜；后期如有色素沉着，外用 3% 氢醌霜，每日 2 次。

第二节 多形性日光疹

一、概念

多形性日光疹亦称多形性光敏疹，属于光变态反应，是指在暴露部位以急性、间歇、反复发作的多形性皮损为特征的一种特发性、迟发性变态反应。大多数病例的致病光谱在 UVA 范围内,但有的病例由 UVB 致病或由 UVA 和 UVB 同时致病。绝大多数病例光斑贴试验阴性,约 15% 的患者有光敏家族史。

二、病因及发病机制

目前认为可能是多种原因引起的迟发性变态反应,与多种光致敏物有关。当紫外线 (UVA、UVB)照射皮肤后,与体内存在的一定数量的光敏感物质形成光化合物,并与体内大分子结合形成完全抗原,刺激机体产生抗体或使淋巴细胞致敏,发生光变态反应。有报告显示,双胞胎姐妹可同时发病,提示可能与遗传因素有关。本病女性易发病,妊娠可影响疾病的过程。此外,对活动期患者进行检查,发现血中锌、铜水平降低,锰增高,已知这些微量元素参与 DNA 损伤的切除、修复过程。因此,遗传、内分泌、微量元素等因素在本病的发生、发展过程中均产生一定的作用。

三、临床表现

(一)好发人群

以中青年女性多见。

(二)好发季节

春夏症状加重,秋冬自行减退或消退,次年又可复发,一般反复发作数月乃至数十年。

(三)好发部位

好发于日光暴露部位,以面部及颈部多见,受累部位依次为颈下 V 形区、前臂伸侧和手背、上肢、面部、肩胛和下肢。

(四)典型皮损

长时间日晒后的 2 小时~5 天,在暴露部位(如面部、颈部、颈下 V 形区、前臂、手背伸侧等部位)出现红斑、丘疹、水疱、糜烂、结痂、苔藓样变等多形性皮损,但常以某一类皮损为主,如红斑型、丘疹型、湿疹型、痒疹型(图 8-2)。

1. 红斑型

此型最多见,皮疹为红色或暗红色片状或稍隆起的浸润性斑块,有 20~25 mm 大小,严重而时间长久者,可出现周围毛细血管扩张,皮疹消退后可留有色素沉着。

2. 丘疹型

此型较常见,皮疹为大小不等、边界清楚的红色或暗红色水肿性丘疹,边缘稍隆起。

3. 湿疹型

本型少见,皮肤潮红、肿胀,表面可见密集的针头至米粒大小丘疹、水疱、糜烂、结痂及脱屑,似湿疹样外观,有时呈苔藓样变,自觉剧痒。

4. 痒疹型

本型少见,皮疹为红斑、米粒至绿豆大丘疹及结节,病程较久可呈苔藓样变,消退后留有色素沉着。

(五)伴随症状

自觉明显瘙痒,部分患者可感轻度灼痛。

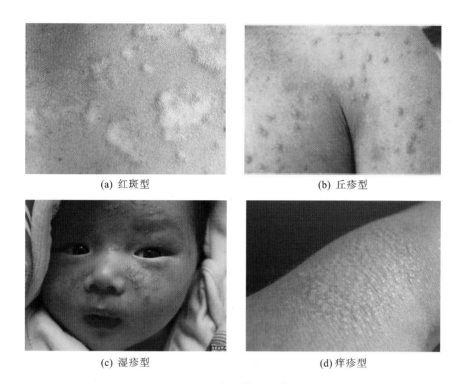

(a) 红斑型　　　　　　　　　　　(b) 丘疹型

(c) 湿疹型　　　　　　　　　　　(d) 痒疹型

图 8-2　多形性日光疹

（六）预后

3～5 个月好转,如持续日晒或未及时治疗,皮损范围可进一步扩大。

四、诊断与鉴别诊断

（一）诊断

（1）主要发生于中青年女性,春夏季加重,秋冬缓解,反复发作,持续多年。

（2）皮损的发生与日光照射有明确关系,经过一定潜伏期后发病。

（3）暴露部位发生以某一类皮损为主的多形性损害,非暴露部位无皮损。

（二）鉴别诊断

1. 湿疹

皮损呈多形性,可波及非暴露部位或全身,与日光、季节无明显关系。

2. 盘状红斑狼疮

面部有界限清楚的紫红色斑块,表面有黏着性鳞屑,毛囊角栓伴毛细血管扩张及萎缩。

3. 慢性光化性皮炎

主要发生于 50 岁以上的中老年男性,病情持久,可从春夏季持续到冬季,皮损除了存在于暴露部位外,还存在于非暴露部位,光斑贴试验阳性,皮损除了有皮炎改变外,还可见浸润性斑块、红皮病等表现;兼有假性淋巴瘤的组织病理学表现。

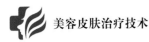

五、防治

（一）预防

应尽量避免强烈日光照射，外出时应注意遮光及搽遮光剂；小剂量紫外线照射皮肤可逐渐提高机体对光线的耐受力。

（二）治疗

1. 局部治疗

外用遮光剂治疗：含有 PABA（如 7％辛基二甲基对氨苯甲酸酯）和二苯甲酮的洗剂和霜剂是最有效的。水杨酸和肉桂酸盐亦有效，这些化合物可吸收 UVB，故可防护 UVB。其他如二羟丙酮、萘醌洗剂对紫外线和可见光均有良好的防护作用。反射型的遮光剂如二氧化钛和氧化锌亦有效。严重时可外用糖皮质激素霜。

2. 全身治疗

口服药物治疗：①应用糖皮质激素制剂如泼尼松片，但应避免长期使用；②沙利度胺 150～300 mg/d，分 3 次口服，孕妇禁用；③抗组胺药，可选用一种，避免使用扑尔敏、克敏、非那根、氯苯那敏等光敏药物；④雷公藤 6 片/天，分 3 次口服；⑤氯喹 0.25 g/d，分 2 次口服，见效后可减到 0.125 g/d，也可口服羟基氯喹 0.2 g/d，分 2 次口服。

3. 脱光敏治疗

光化学疗法（PUVA）：PUVA 对本病预防性治疗有效，其机制为引起角质层增厚和皮肤晒黑所致，PUVA 也有一定的免疫学作用。在每次发病季节来临之前，常用补骨脂素＋UVA ＋UVB 脱光敏治疗，开始剂量宜低，逐渐增加剂量至获得保护作用。若因补骨脂素的不良反应而不能连续使用 PUVA 疗法时，可采用 UVA＋UVB 联合治疗，效果亦佳。应注意有时可使重症患者皮疹加重。

4. 美容治疗

急性期可行冷喷、冷膜，亚急性期可给予倒膜治疗。

第三节　慢性光化性皮炎

一、概念

慢性光化性皮炎是一种慢性、持续性在暴露和非暴露部位出现慢性皮炎改变的光过敏性皮炎。根据对慢性光化性皮炎的光谱研究，慢性光接触性皮炎、全身用药后所致持久性光敏、持久性光反应、光化性网状细胞增生症之间存在相互转化，这就提示上述疾病可以看作一个光谱系列的疾病。本病显示了光敏性皮炎（PD）与光化性网状细胞增生症（AR）内在的联系和演变的过程，因介于 PD 与 AR 之间，又称 PD/AR 综合征。这是见于日光照射部位的一组慢性皮炎和湿疹性疾病。

> **┃知识链接┃**
>
> ### 光敏性皮炎和光化性网状细胞增生症
>
> 　　光敏性皮炎是由于患者对紫外线过敏所致的免疫系统反应,仅见于少数人。该病以暴露在日光下部位的瘙痒性、突发性皮疹为特征,患者通常在日晒后1~2天发病,皮疹多发于面部、颈部和颈前V形区、手背及上肢伸侧,表现为小丘疹、小水疱、自觉瘙痒,如不积极治疗,可形成慢性光敏性皮肤病。
>
> 　　光化性网状细胞增生症为慢性光化性皮肤病病谱中最严重的一种疾病,好发于中老年男性。皮疹初为鲜红色红斑,界限明了或不清楚,水肿,经过慢性光化性皮炎的病程后,在暴露和非暴露部位出现粟粒到米粒大小或稍大的丘疹,或逐渐融合成斑块,表面附着糠状鳞屑,皮肤日渐肥厚,皮沟深陷,皮嵴隆起,皮纹显著,呈暗红色或色素沉着。

二、病因及发病机制

　　光敏物的存在肯定是重要的发病因素,外源性光敏物接触皮肤或吸收后经血液到达皮肤,在UVA、UVB照射下可发生淋巴细胞介导的迟发型超敏反应;有时在光敏物已去除的情况下依然呈现慢性持久性的光过敏状态,可能由于皮肤中某些成分发生改变,形成新抗原后持续刺激免疫系统产生持久性迟发型超敏反应;其他因素如免疫调节功能紊乱、色氨酸代谢的障碍、过敏体质及皮肤成纤维细胞对紫外线敏感性增高等均可能与发病有关;中老年患者皮肤组织细胞中氧自由基增多导致的光老化现象使外来变应原不易清除,也促使了光敏性的增高。

　　已知的光敏物有某些美容化妆品、清洁剂中的香料和防腐剂等、某些化学物质(如染料、焦油、沥青等)、某些药物(如补骨脂、白芷、四环素类、磺胺类、克尿噻类、氯丙嗪、非那根、雌激素等)和某些植物(如紫云英)等。

三、临床表现

(一)好发季节

　　本病病情为持久性,春夏季持续到冬季,日晒后加重,病程持续3个月以上。

(二)好发人群

　　患者中男性占90%,50~75岁者占90%,50岁以下者少见。室外工作者发病率较高,大部分患者为白种人,黑种人和黄种人也有发病。

(三)好发部位

　　皮损好发于面、颈、手背等暴露部位区,颈部以颈后乳突附近的颈侧及颈后部常见。男性患者头顶部头发稀疏区常累及,前臂伸侧也常见,非暴露部位也可受累。

(四)典型皮损

　　开始在暴露部位出现弥漫性鲜红色斑疹,略微水肿。可有散在红色小丘疱疹和轻微渗出,呈皮炎湿疹性损害。继之出现浸润增厚的苔藓样丘疹和斑块损害,表面附少量鳞屑,呈暗红色,界限清楚。前额或乳突部有结节融合成的斑块,结节使松弛的皮肤皱纹减少,呈半透明样外观,面部损害可呈狮面状(图 8-3)。继之可扩展到非暴露部位或全身,少数患者可表现为红皮病。一旦发生,多数持久存在,夏季或日晒后加重。

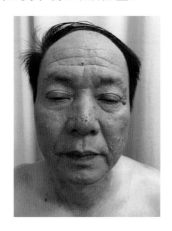

图 8-3　慢性光化性皮炎

（五）伴随症状

一般无自觉症状,有时有轻度灼热、瘙痒。

（六）预后

病情反复发作、加剧,持久不愈。

四、诊断与鉴别诊断

（一）诊断

(1) 病情持久,春夏季持续到冬季,日晒后加重,病程持续 3 个月以上。

(2) 暴露部位和非暴露部位出现持久性皮炎或湿疹性皮损(PD 相),可伴有浸润性丘疹和斑块(AR 相),可见红皮病损害。

(3) 实验室检查:①光试验:用单一波长光照射无皮损的非暴露部位皮肤,显示对 UVB 和 UVA 异常敏感,偶对可见光(波长 400 nm 以上)敏感。②光斑试验:部分患者对某些接触性光敏物和可疑光敏性药物呈阳性反应。

(4) 组织病理改变类似于慢性湿疹和(或)假性淋巴瘤。

（二）鉴别诊断

1. 多形性日光疹

有较明确的光敏史,疾病呈急性间歇性发作,有较明显的季节性和波动性,多见于中青年女性。光生物学试验一般均呈阴性,但少数对 UVB 和(或)UVA 也敏感(表 8-2)。

2. 光化性网状细胞增生症

光化性网状细胞增生症为慢性光化性皮肤病病谱中最严重的一种疾病,皮疹初为鲜红色红斑,界限明了或不清楚,水肿,皮损表现为粟粒到米粒大小或稍大的丘疹或渐融合成斑块。表面有糠状鳞屑,皮肤肥厚,皮沟深陷,皮嵴隆起,皮纹显著,呈暗红色或色素沉着。自觉灼热、瘙痒,有时局部淋巴结可肿胀,对 UVB、UVA 异常敏感。组织病理以真皮内非典型性组织细胞浸润为特征(表 8-2)。

表 8-2　慢性光化性皮炎与多形性日光疹、光化性网状细胞增生症的鉴别

	多形性日光疹	慢性光化性皮炎	光化性网状细胞增生症
病因	日光	日光,光敏物	日光,光敏物
发病年龄	中青年	中老年	中老年
性别	女性	男性	男性
皮损形态	多形性皮损,以某一皮损为主	皮炎和浸润、肥厚性丘疹、斑块	以浸润性斑块为主
发生部位	暴露部位	暴露和非暴露部位	暴露和非暴露部位
病程	夏季出现,冬季缓解	夏季加重,冬季可持续	持续存在
组织病理	皮炎改变	皮炎和假性淋巴瘤	以假性淋巴瘤为主
光生物学试验	MED 测定	MED 测定	MED 测定
	光激发试验阳性	光激发试验阳性	光激发试验阳性

五、防治

(一) 预防

(1) 尽可能寻找致敏物并避免接触,日常生活中避免接触和服用已发现的有光敏作用的食物和药物。通过多种变应原的斑贴试验和光斑贴试验以确定致敏原。

(2) 找不到致敏原或病情严重者,可通过改变工作或生活环境观察效果。

(3) 避免光照,逐步提高机体的耐受性,外用遮光谱较宽的遮光剂,勿选用可能诱发光敏反应的防晒剂对氨基苯甲酸(PABA),部分患者对日光灯、闪光灯和电焊光敏感,应注意保护,选用普通白炽灯。

(二) 治疗

1. 全身治疗

①硫唑嘌呤 50～150 mg/d,分 3 次口服,病情控制后减量维持 3 个月。②羟基氯喹 0.2～0.4 g/d,分 2 次口服。③沙利度胺 150 mg/d,分 3 次口服,病情控制后减量维持 2～3 个月,孕妇禁用。④口服大剂量 B 族维生素。⑤重症者可用泼尼松 30～80 mg/d,分 3 次口服,或硫唑嘌呤 100 mg/d,分 3 次口服,稳定后逐渐减药至停药。

2. 局部治疗

可外用糖皮质激素制剂。

第四节　皮肤光老化

一、概念

皮肤老化是指由自然因素或非自然因素造成的皮肤衰老现象。人出生后皮肤组织日益发达,功能逐渐活跃,当到达某一年龄就会开始退化,这种退化往往在人们不知不觉中慢慢进行。皮肤组织的成长期一般结束于 25 岁左右,有人称此期为"皮肤的弯角",此后皮肤的生长

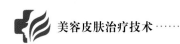

与老化同时进行,皮肤弹力纤维逐渐变粗,40~50 岁皮肤的老化更加明显,但老化程度因人而异。皮肤老化是机体衰老的一部分,机体的衰老在皮肤上表现最为明显。皮肤老化分为内源性老化和外源性老化。内源性老化是指由于遗传因素及不可抗力因素(如重力、内分泌及免疫功能的变化等)引起的固有老化,又称自然老化;外源性老化是指因为环境因素如紫外线照射、吸烟、接触化学物质等引起的老化。日光中紫外线长期反复照射是环境中影响皮肤老化的最重要因素,故外源性老化又称为皮肤光老化。

二、病因和发病机制

(一)辐射光谱及剂量

大量研究表明日光中的紫外线(UVR)与皮肤老化有着密切的关系,是引起皮肤光老化最重要的因素。波长短于 160 nm 的紫外线被空气完全吸收,天然环境中几乎不存在。在自然界中,UVR 约占日光的 13%。到达地面时,大部分 UVB 和几乎全部的 UVC 被大气平流层的臭氧层所吸收,因此自然界的 UVA 约占 97%,UVB 只占 3%。对于地球上的生物来说,起主要作用的是 UVA 和少量 UVB。UVB 照射皮肤可达表皮基底层,它可造成日光性皮肤病,甚至诱发皮肤癌;UVA 尽管能量低,但是穿透力较强,可深达真皮层,对皮肤 DNA 的损伤能力是 UVB 的 30 倍,且由于 UVA 比 UVB 更多,更容易达到真皮层,因此 UVA 是导致皮肤结缔组织严重损伤的主要原因,也是引起皮肤光老化的主要因素。

(二)生理因素

1. 年龄

从接受日光照射起,对皮肤光老化的致病影响就开始累计。有研究发现,一个人 20 岁之前接受紫外线照射的累积量可能达到整个一生的 75%,而这一阶段正是对日光未加防护的青少年时代。光线性损害大多起始于儿童到青少年期这一未成年阶段,虽然在相当长一段时间内这种损害在皮肤表面还看不出来,但是在皮肤结构上已经有明显的光老化改变,著名皮肤学科大师 Kligman 称之为"看不见的皮肤病",并认为等到成年以后出现肉眼可见的皮肤病变时,皮肤光老化已经发展到晚期了。此外,随着年龄的增长,皮肤结构也会发生相应的变化,如表皮角质层完整性、水化及脂化情况、表皮厚度、色泽以及吸光物质的含量变化等,这些均可影响日光中紫外线的反射、散射、吸收和穿透情况,从而影响皮肤光老化的发生与发展。

2. 肤色

皮肤的颜色主要由表皮中黑素颗粒决定,而黑素颗粒对各种波长的紫外线甚至可见光和红外线都有良好的吸收能力。因此,表皮中的黑素细胞和黑素颗粒是防御真皮组织免受紫外线辐射损伤的天然屏障。蓝眼睛、白皮肤、有雀斑及浅色或棕色头发的白种人是光损害的最易感人群,不仅易于发生皮肤的光老化,也易于出现与日光照射有关的多种皮肤肿瘤。

(三)病理因素

多种皮肤疾病及病理状态也可使机体对紫外线照射的敏感性增强,并出现以光损害为主的临床表现。如之前介绍的日光性皮炎、多形性日光疹、慢性光化性皮炎等。此外,一些遗传性皮肤病如先天性角化不良、结缔组织病(如红斑狼疮)等也可以加快皮肤的光老化。

(四)其他因素

1. 职业

不同职业的工作者接受日光照射的剂量相差很大,发生皮肤光老化的情况也有很大区别。如农民、海员、地质工作者等常年在户外工作的人群,发生皮肤光老化的情况则更为严重。

2. 地理位置

在不同的地理纬度和海拔高度,日光中紫外线的含量也有很大差别,如生活在热带及亚热带或地处高原的人接受紫外线照射的强度更大,皮肤更容易出现各种色斑和衰老。

三、临床表现

皮肤光老化最早可在 30 岁以前就出现,可首先表现为色素异常和紊乱,比如面部开始出现一些点状或不规则的褐色的色素斑,类似于雀斑,称为日光性黑子。部分人的这种色素斑会融合成较大的褐色斑。也有人出现老年斑和色素减退斑的改变。以后皮肤逐渐松弛并形成皱纹,有些人面部还会出现细小的毛细血管扩张(面部红血丝),也有些人皮肤开始变得粗糙、毛孔粗大,甚至呈橘皮样外观等,可继发癌前病变和各种良性或恶性肿瘤。

(一)粗深皱纹

皮肤粗糙略显肥厚,皮沟加深、皮嵴隆起,出现皮革样外观及项部菱形皮肤。

(二)高度萎缩

表皮菲薄,皮肤静脉突起(多见于户外工作者的面部和手背部皮肤)。

(三)微循环的变化

早期表现为皮肤毛细血管扩张,晚期皮肤小血管减少、毛细血管消失,皮肤变得暗沉、无光泽。

(四)色素的改变

出现老年斑或者深浅不均匀的色素失调现象。

按照 Glogau 分型法,皮肤光老化分为四型(表 8-3、图 8-4)。

表 8-3　皮肤光老化的临床分型(Glogau 分型法)

分型	皮肤皱纹	色素沉着	皮肤角化	毛细血管扩张	光老化阶段	年龄/岁	化妆要求
I	无或少	轻微	无	无	早期	20～30	无或少用
II	运动中有	有	轻微	有	早至中期	30～40	基础化妆
III	静止中有	明显	明显	明显	晚期	50～60	厚重化妆
IV	密集分布	明显	明显	皮肤灰黄	晚期	60～70	化妆无用

四、诊断与鉴别诊断

主要根据临床检查,发现皮肤光老化的前述特征性表现,结合实验室诊断技术进行确诊。

1. 紫外线照相术

用紫外线作为光源检测皮肤的色素变化具有悠久的历史,从 1903 年起临床上就开始应用 Wood 灯作为光源检测皮肤的色素变化。Wood 灯又称过滤紫外线灯,它号称皮肤的"显微镜",是通过含氢化镍的滤片而获得 321～400 nm 长波紫外线,再用长波紫外线照射患处,如果黑色素减少则折光强,显浅色,而黑色素增加则折光弱,显暗色。这样可以直观显示皮肤中色素的分布及沉着程度,为检测光老化的程度及判断临床治疗效果提供了准确的依据和可观测的记录。

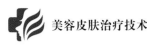

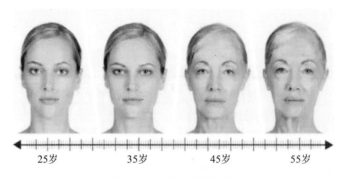

25岁	35岁	45岁	55岁

图 8-4　皮肤光老化过程

2. 表皮脱落细胞检查

随着年龄的增长,表皮角质层的脱落细胞可出现明显变化,包括脱落的速度减慢、细胞大小的不均匀性增加、形态不规则、数量减少、体积增大及细胞间联系疏松等。在光老化皮肤中,这些变化更为显著,并出现细胞重叠排列消失、细胞边缘粗糙、染色特征改变、发生凋亡的细胞增多等。因此,进行表皮脱落细胞检查在诊断皮肤光老化中具有重要价值。

虽然光老化的诊断比较容易,但其临床表现与自然老化非常相似,而治疗方式及效果是显然不同的,因此需加以鉴别(表 8-4)。

表 8-4　皮肤光老化与皮肤自然老化的区别

区别因素	皮肤光老化	皮肤自然老化
发生年龄	儿童时期开始,逐渐发展	成年以后开始,逐渐发展
发生原因	光照,主要是紫外线辐射	固有性,机体老化的一部分
影响范围	局限于光照部位	全身性、普遍性
临床特征	皱纹粗,呈橘皮、皮革状	皱纹细而密集、松弛下垂
	肤色灰黄、无光泽	正常肤色或变淡
	可有毛细血管扩张	毛细血管减少,可有痣样增生
	有不规则色素斑点,如老年斑	可有点状色素减退
并发肿瘤	可出现多种良性、恶性肿瘤	可出现皮赘或良性增生
治疗	药物治疗、强脉冲光治疗等有效	治疗无效
预防措施	防晒化妆品及遮阳工具有效	无效

五、防治

(一) 预防

光老化的最好治疗方法是预防,即应该避免过度的日晒。我国人群的皮肤特点是易晒黑不易晒伤,因此对我们而言,防止紫外线危害最重要的是防止 UVA 的危害。儿童期就应该开始重视避免过度的日光照射,最有效的方法就是穿着适当、戴帽、遮伞,并正规地使用广谱防晒剂。

(二) 治疗

治疗方法包括非手术治疗和手术治疗,目前主张早期应用非手术治疗,严重者才考虑手术治疗。非手术治疗包括药物疗法、射频治疗、激光疗法、强脉冲光疗法等,化学剥脱术因其对皮肤易造成损害已很少应用,近年兴起的注射美容治疗已经成为皮肤抗老化的新宠。

1. 抗氧化剂

抗氧化剂可以通过抑制紫外线所致 DNA 损伤,达到防止皮肤光老化的目的。主要的抗氧化剂有谷胱甘肽、β-胡萝卜素、过氧化氢酶、超氧化物歧化酶(SOD),其中以 β-胡萝卜素和 SOD 的作用最为显著。此外,还有一些抗氧化剂,如三羟基苯乙烯多酚、生姜提取物、黄芩苷、黄芪提取物、芦荟等,均可抑制皮肤的光老化。

2. 遮光剂

遮光剂分为内用和外用两种。内用遮光剂包括含维生素、类胡萝卜素和不饱和脂肪酸等营养素的食物,当缺乏这些营养素时,易发生皮肤损伤,因此多补充这类食物可以保护皮肤少受紫外线的损伤。外用遮光剂包括紫外线吸收剂、紫外线散射剂以及散射作用和吸收作用相结合的遮光剂。紫外线散射剂主要是利用某些无机物质对紫外线的散射或反射作用来减少紫外线对皮肤的侵害。如高岭土、氧化锌、滑石粉、氧化钛及新型有机粉体等,它们主要是在皮肤表面形成阻挡层,以防紫外线直接照射到皮肤上,但这种物质具有用量大、防晒效果差等缺点,过多使用容易导致毛孔阻塞,引发皮肤疾病等不良后果。目前所说的防晒剂是指对紫外线具有吸收作用的紫外线吸收剂,它们的分子从紫外线中吸收的光能与引起分子"光化学激发"所需要的能量相等,这样就可以把光能转化成热能或无害的可见光放射出来,从而有效地防止紫外线对皮肤的晒黑和晒伤作用。

3. 维 A 酸类药物

维 A 酸是目前研究最多的治疗皮肤光老化的药物,其作用机制包括增加胶原纤维的合成、抑制异常弹力纤维的出现、阻断炎症反应、促进黑色素或噬黑素细胞的消除等。其中 0.05% 的全反式维 A 酸霜是目前唯一被美国 FDA 批准的治疗皮肤光老化的产品。

4. 注射美容疗法

注射美容疗法是目前新兴的一种微创手术治疗方法,其治疗原理是利用微针注射的方法将生物材料或人工合成生物兼容性材料注射入真皮层或皮下,通过不同的作用机理达到减少皮肤皱褶或塑形的目的,属于微整形手术的范畴。因其相对传统手术操作简单、风险小,且抗老化效果显著,已经逐渐开始取代很多传统的抗老化治疗方法。注射方式一般分为填充式和阻断神经式,需根据皮肤老化程度的不同选择不同的注射方式。

5. 强脉冲光疗法

强脉冲光(IPL)或称脉冲强光,是以一种强度很高的光源经过聚焦和过滤后形成波长为 $500\sim1200$ nm 的一种宽谱光,其本质是一种非相干的普通光而非激光。IPL 目前广泛应用于各种损容性皮肤病的治疗,尤其是光损伤和光老化相关的皮肤病。在治疗光老化方面具有很大优势,能同时改善由光老化引起的皱纹、色素沉着、毛细血管扩张等多种皮肤问题,因此又称为光子嫩肤术。其治疗原理主要是利用强脉冲光子产生的光化学作用,刺激肌肤,使真皮层胶原纤维和弹力纤维产生分子结构的化学变化,数量增加,重新排列,恢复其原有的弹性,从而达到消除皱纹和缩小毛孔的治疗效果;另外,它所产生的光热作用可增强血管功能,改善肌肤的微循环。IPL 作为新一代非剥脱性皮肤美容术,具有高度的方向性、很高的密度和连贯性,光子可被聚集到很小的治疗部位,因而其作用部位准确,不会对周围组织和皮肤附属器造成损伤;同时,光子嫩肤非介入的治疗方法适应不同的皮肤状态,安全有效,不会对皮肤造成损害。

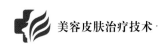

6. 射频美容治疗

射频美容治疗的原理是运用电磁波穿透皮肤表皮,加热真皮及皮下组织,促使皮下胶原收缩拉紧,并同时刺激机体产生新胶原。

7. 点阵激光治疗

通过特殊的激光发射方式,作用于真皮后形成微热,使部分胶原纤维变形且不损伤表皮,达到皱纹减少、皮肤光滑的效果。

8. 皮肤磨削术

又称擦皮术,是采用磨头磨削,对表皮和真皮浅层进行可控制的机械性磨削,修复主要靠表皮内基底层细胞和靠近基底层的棘细胞,以及残存的皮肤附属器等组织。当创面愈合时,可刺激真皮的胶原纤维和弹性纤维重新排布,残存的皮肤附属器会迅速形成新的表皮,创面几乎不留瘢痕。

9. 面部除皱术

又称面部提紧术,是将面部松弛的皮肤向后向上提紧,切除多余的皮肤,同时将面部深部筋膜层也拉紧,切口多选在发际内、耳旁或耳后隐蔽处,术后效果显著,但是手术操作难度相对较大,术后恢复时间也更长。

需要根据皮肤老化的程度,选择上述不同的治疗方法,其治疗原则如下。

（1）Ⅰ型光老化:做好皮肤的基础护理,使用保湿、防晒产品即可。

（2）Ⅱ型光老化:除Ⅰ型的护理外,需采取阻断神经式注射治疗和 IPL 治疗。

（3）Ⅲ型光老化:除Ⅱ型的治疗外,需采取填充式注射治疗、射频美容治疗和点阵激光治疗。

（4）Ⅳ型光老化:除Ⅲ型的治疗外,需进行外科手术治疗。

实训项目 皮肤光老化的诊断

一、实训目的

（1）掌握皮肤光老化的临床表现。
（2）学会诊断皮肤光老化及其分型。

二、实训内容

（1）肉眼观察静态皮肤状况。
（2）Wood 灯检查。
（3）绘制皮肤光老化分型图。

三、准备

（1）操作者准备:束发、穿工作服、穿工作鞋,准备实训指导书、实训报告,洗手。
（2）实训用品准备:Wood 灯、放大镜。

四、操作程序

先由带教老师进行示教,再由学生分组进行操作练习,教师在旁进行指导。具体操作步骤如下。

(一) 肉眼观察

(1) 肤色:仔细观察被检查者的脸部,观察肤色是否有黯淡的迹象。

(2) 弹性:让被检查者低头,观察双侧脸颊是否松弛,如果是则表示皮肤缺乏弹性。

(3) 皱纹:仔细观察眼睛外侧的皮肤是否有线状的细纹,如有则表示皮肤已经出现深度老化的痕迹。

(4) 其他特征:检查是否有黑头、粉刺、瑕疵、血管破裂、干燥、毛孔粗大、黑眼圈、眼袋、色斑等。

(二) Wood 灯检查

(1) 将 Wood 灯电源线连接电源,按下开关数秒后灯即亮。

(2) 关闭实训室灯光,用 Wood 灯照射被检查者的面部皮肤,透过放大镜进行观察,评判皮肤光老化的程度。

(3) 绘制皮肤光老化分型图。

第九章 感染性皮肤病

第一节 疣

一、概念

疣是由人乳头瘤病毒（HPV）选择性感染皮肤和黏膜引起的增生性皮肤病。常见的有扁平疣、寻常疣、跖疣和尖锐湿疣。

二、病因及发病机制

疣为 HPV 感染所致，主要是直接接触或自体接种而传染。肛周、生殖器疣大多通过性接触传染。外伤或皮肤破损是 HPV 感染的重要因素。人群普遍易感，免疫功能低下及外伤者易患此病，如肾移植、恶性淋巴瘤、慢性淋巴细胞性白血病及红斑狼疮患者疣的发病率增高，但疣在相对健康的人群中长期存在的机制目前尚不清楚。

三、临床表现

（一）扁平疣

好发于青少年，皮疹多发于面部、手背、前臂，亦可发于颈部和前胸，偶可泛发全身，多对称性分布。皮疹为米粒至黄豆大小，圆形、椭圆形扁平丘疹，界限清楚，表面光滑，为正常皮肤颜色或淡褐色（图 9-1）。皮疹数目较多者，散在或密集、融合，也可沿搔抓部位呈串状排列。有不同程度的瘙痒或无自觉症状。慢性发展，可突然好转，亦可持续多年不愈。

（二）寻常疣

多发生于青少年，一般无自觉症状，偶有压痛。寻常疣可发生于身体的任何部位，好发于手指、手背、足缘等。病程慢性，约 65% 的寻常疣可在 2 年内自然消退。皮疹为针头至黄豆大小的圆形或不规则形状的丘疹,表面粗糙、坚硬,顶端呈刺状、菜花状,呈棕色或淡黄色。发生在甲周者称甲周疣;发生在甲床者称甲下疣。疣体为单一、柔软、细长丝状突起,称丝状疣,好发于眼睑、颊部、颈部及头皮。皮疹数目不等,初期为一个,逐渐增至数个到数十个,可相互融合。一般无全身症状,慢性发展,可自愈。

（三）跖疣

跖疣是发生于足底的寻常疣。初起为圆形丘疹,表面粗糙不平,因在足底受压而形成角化性淡褐色扁平丘疹,周围绕以突起淡黄色角质环,受压时稍有痛感(图 9-2)。如去除表面的角质层,可见毛细血管破裂出血而致的小黑点,数目多时可融合成片。

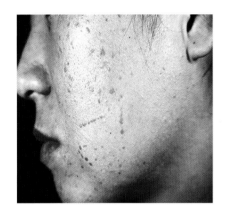

图 9-1 扁平疣

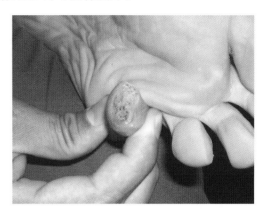

图 9-2 跖疣

四、诊断与鉴别诊断

（一）诊断

根据各种疣的典型临床表现、好发部位、发展情况等即可诊断。

（二）鉴别诊断

1. 鸡眼

与跖疣鉴别。鸡眼亦好发于足底和趾间,但皮损为单个淡黄色圆锥形角质栓,外周围以透明黄色环,形似鸡眼,中心处皮纹消失,一般不痛,行走时由于压迫而疼痛。

2. 胼胝

与跖疣鉴别。胼胝俗称老茧子,好发于掌跖等易于摩擦的部位,皮损为边缘较薄、中央较厚的蜡黄色斑块,表面光滑,皮纹清晰,边界不清,可有轻度触痛。

3. 扁平苔藓

与扁平疣鉴别。扁平苔藓多发于四肢伸侧、背部及臀部,皮损为暗红色多角形扁平丘疹,表面有蜡样光泽,可融合成片,伴有剧烈瘙痒。

五、防治

（一）预防

加强皮肤保护,避免摩擦、撞击、挤压等;锻炼身体,增强体质。

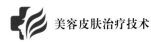

（二）治疗

1. 局部治疗

采用物理疗法与外用药治疗。

（1）物理疗法：酌情选择冷冻疗法、激光疗法、微波疗法、高频电疗法。治疗中注意疣体残留组织，以免复发。对于面部皮疹，不要过多、过深伤及正常皮肤，以免留下瘢痕，影响美容。治疗后局部涂抗生素软膏。

（2）外用药治疗：酌情选择抗病毒、角质剥脱或腐蚀性外用药。如 5％氟尿嘧啶软膏、3％酞丁安二甲基亚砜溶液、0.1％～0.3％维 A 酸，2～3 次/日，点涂疣体表面。先用温水浸泡皮疹处，刮除角质层，再点涂药物，疗效较好。也可用 0.5％～1.0％鬼臼素液点涂，2 次/日，连用 3 天，观察 4 天，或 0.2％喜树碱霜点涂，2 次/日。甲周疣外用 20％碘苷霜。注意勿涂正常皮肤。

寻常疣皮疹数量减少时，以局部治疗为主，可用刮除、推疣疗法，术后用 30％三氯化铁压迫止血。也可采用 3％酞丁安霜外涂，15％水杨酸软膏封包，5％氟尿嘧啶软膏外涂。扁平疣可外用维 A 酸软膏点涂。

2. 全身治疗

皮疹较多、较大或久治不愈者，在局部治疗的同时配合全身用药治疗。①左旋咪唑，成人 150 mg/d，分 3 次口服，连用 3 天，停 11 天，6 周为一个疗程。②聚肌苷酸-聚胞苷酸，2 mg/d，2 次/周，肌注，连用 4 周。③转移因子，成人 2 mL/d，2 次/周，上臂内侧皮下注射，3 周为一个疗程。

第二节 带状疱疹

一、概念

带状疱疹是水痘-带状疱疹病毒引起的以侵犯皮肤和神经为特征的病毒性皮肤病，伴有明显的神经痛。中医称"腰缠火丹""蛇串疮"。

二、病因及发病机制

水痘-带状疱疹病毒属 DNA 病毒，有立体对称的衣壳，内含双链的 DNA 分子，主要由呼吸道进入人体，感染后潜伏于脊髓神经后根神经节的神经元内。当宿主免疫功能减退时发病，如感染、创伤、系统性红斑狼疮、恶性肿瘤、器官移植、放射疗法、药物等因素，使潜伏的病毒基因被激活，病毒沿感觉神经突扩散、蔓延至皮肤细胞内增生，引起带状疱疹，同时受累神经发生炎症，产生神经痛。愈后可获得持久性免疫。

三、临床表现

好发于春秋季节，成人多见。有前驱症状，表现为发热、乏力等。起病较急，发病前局部先有疼痛。皮疹沿神经的走向分布，以肋间神经和三叉神经区多见，其次为上肢臂丛神经和下肢骶丛神经区，多发于单侧。累及三叉神经可影响到眼部，引起角膜炎、虹膜炎、全眼球炎等。引起面瘫、耳痛、外耳道疱疹三联征者，称 Ramsey Hunt 综合征，亦称带状疱疹面瘫综合征。

皮肤损害为红斑，群集的小水疱、丘疹疱，疱液澄清或血疱多互不融合。各群水疱之间皮肤正常，呈带状分布，一般不超过躯体的正中线（图9-3），附近淋巴结肿大。病程有自限性，一般为 3～4 周。

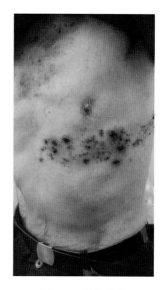

图 9-3　带状疱疹

神经痛是本病的特征，主要因为神经后纤维炎所致。疼痛可在皮疹发生前后出现，年龄越大疼痛越明显。部分患者难以忍受，可留有持续较久的神经痛。年龄越小，疼痛越轻，有的仅有刺痒感。

带状疱疹还可以发生在一些特殊部位。

1. 眼部带状疱疹

老年人多见，症状重，疼痛剧烈，常累及角膜及结膜，角膜水疱可迅速破溃形成溃疡性角膜炎。此患者鼻尖常有水疱，是三叉神经眼支的鼻分支受累所致。

2. 带状疱疹性脑膜炎

多见脑神经或颈、上胸脊神经节段受累的患者。一般发生在出疹时或出疹后 3～4 天，病毒沿脊髓神经前、后根向上侵犯中枢神经引起超敏反应。表现为头痛、呕吐、惊厥，常在发疹期或稍后出现。还可出现眼、面部麻痹，持续几周或几个月，可逐渐恢复。

3. 耳带状疱疹

系病毒侵犯面神经及听神经所致，表现为外耳道或鼓膜疱疹。膝状神经节受累同时侵犯面神经的运动和感觉神经纤维时，可出现面瘫、耳痛及外耳道疱疹三联征，称为 Ramsay Hunt 综合征。

四、诊断与鉴别诊断

（一）诊断

根据群集性小水疱，沿一侧周围神经呈带状分布，有明显的神经痛，伴局部淋巴结肿大，中间皮肤正常的典型临床症状可做出诊断。

（二）鉴别诊断

1. 单纯疱疹

单纯疱疹好发于皮肤与黏膜交界处，分布无一定规律，水疱较小、易破，疼痛不显著，多见于发热（尤其高热）的过程中，常易复发。

2. 急腹症

在带状疱疹的前驱期及无疹型带状疱疹中，神经痛明显的患者容易误诊为肋间神经痛、胸膜炎及急性阑尾炎等急腹症，需加多加注意。

五、防治

以抗病毒、止疼、保护神经、预防感染为原则。尤其对面部皮疹要早期治疗，以免遗留瘢痕、色素异常等，影响美容。

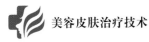

（一）预防

提高患者的抵抗力，减少与水痘患者的接触。保护局部，减少刺激，让患者了解发病的整个过程，减少心理压力，配合治疗。

（二）治疗

1. 全身用药

（1）抗病毒药物：阿昔洛韦，成人 600～1000 mg/d，分 3～5 次口服，或伐昔洛韦，成人 0.6 g/d，分 2 次口服。

（2）保护神经药物：维生素 B_{12}、维生素 E 等。

（3）糖皮质激素：无禁忌证的情况下早期使用可抑制炎症过程和脊髓神经节的炎症后纤维化，并可减缓神经痛的发生。一般使用泼尼松，成人 30 mg/d，分 3～5 次口服，连用 6～7 天，然后递减停药。

（4）止疼类药：可口服吲哚美辛、罗通定、布洛芬等。

（5）免疫调节剂：免疫功能低下者可使用调节免疫功能的药物，如免疫球蛋白、转移因子、干扰素等。

2. 外用药物

（1）无破溃时，选用炉甘石洗剂、阿昔洛韦霜、0.1％酞丁安二甲基亚砜溶液外用。

（2）皮损破溃或合并感染时，用 3％硼酸液冷湿敷，有收敛、止痛、减少渗出等作用。同时外用抗生素软膏，如莫匹罗星软膏、红霉素软膏等。

（3）如发生在三叉神经第一支区域时，要保护眼睛，用阿昔洛韦滴眼液或更昔洛韦眼药膏点眼，以免造成严重后遗症。

（4）遗留的神经痛可以使用音频电疗、氦氖激光照射，1 次/日，10 次为一个疗程。甚至采用 2％利多卡因或 0.5％普鲁卡因做神经根阻断封闭。

3. 物理治疗

紫外线、频谱治疗仪、红外线等局部照射能使病程缩短、缓解疼痛，促进水疱干涸和结痂。

第三节　单纯疱疹

一、概念

单纯疱疹是由单纯疱疹病毒（HSV）感染引起的病毒性皮肤病，有自限性，但易复发。多侵犯皮肤黏膜交界处，皮疹为局限性、簇集性小水疱，病毒长期潜伏和反复发作为其临床特征。

二、病因及发病机制

HSV 是 DNA 类病毒，根据其抗原性质的不同分为两个亚型，即 HSV-1 和 HSV-2。两型之间存在部分交叉免疫。HSV-1 主要引起面部皮肤、口唇、咽部、扁桃体、眼、脑等器官的感染，通过飞沫、接吻、公用的餐具传播，临床上常分为原发性感染和继发性感染；HSV-2 主要侵犯生殖器及腰以下部位。正常人可成为病毒携带者。人是 HSV 唯一的自然宿主，70％～

90％的成人皆曾感染过 HSV-1。病毒侵入皮肤黏膜后，可在局部增殖，形成初发感染，以后则潜伏于感觉神经节内。当患者抵抗能力下降时，如发烧、劳累、月经来潮、妊娠等，即可发病。

三、临床表现

临床上可分为原发型与继发型两型。初次接触感染 HSV 后，潜伏期为 2～12 天，10％的患者发生原发型症状。原发型单纯疱疹皮肤黏膜损害常需 2～3 周愈合，而继发型单纯疱疹的皮损大多于 1 周内即可消失。

（一）原发型单纯疱疹

1. 皮肤疱疹

好发于皮肤黏膜交界处，以唇缘、口角、鼻孔周围等处多见。初起局部皮肤发痒、灼热或刺痛，进而充血、红晕，后出现针头或米粒大小簇集水疱群，基底微红，水疱彼此并不融合，但可同时出现多簇水疱群。水疱壁薄，疱液清亮，短期自行溃破、糜烂、渗液，2～10 天后干燥结痂，脱痂后不留瘢痕。

2. 疱疹性龈口炎

多见于 1～5 岁小儿，皮损好发于口腔、牙龈、舌、硬腭、咽等部位。皮疹为群集性小水疱，很快形成表浅性点状溃疡，也可开始即表现为红斑、浅溃疡(图 9-4)。疼痛明显，可伴有低热，局部淋巴结肿大，有的可因口腔疼痛影响进食。经 3～5 天热退，疱疹溃疡逐渐愈合，病程 2 周，患者可完全恢复。伴有营养不良或免疫缺陷性疾病者，病程可延长。

3. 新生儿单纯疱疹

多为 HSV-2 引起，多经产道感染。出生后 5～7 天发病，表现为皮肤、口腔黏膜、结膜出现水疱、糜烂，严重者发病期间有发热、呼吸困难、黄疸、肝脾肿大、意识障碍等。可分为皮肤-眼睛-口腔局限型、中枢神经系统型和播散型，病情凶险，预后极差。

（二）继发型单纯疱疹

部分患者原发性感染消退后，在某些诱因下，于同一部位反复发作，皮损好发于口唇、眼睑、鼻周、面颊等皮肤黏膜交界处。皮疹为密集成群的针头至粟粒大小的水疱，疱壁较薄，破溃后露出糜烂面，自觉灼痛，1～2 周后干燥、结痂愈合，不留瘢痕，少数有暂时性色素沉着(图 9-5)，病程 1～2 周。

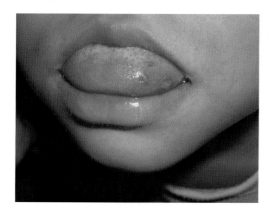

图 9-4　疱疹性龈口炎

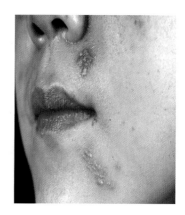

图 9-5　继发型单纯疱疹

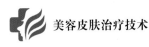

四、诊断与鉴别诊断

（一）诊断

常见的单纯疱疹多为继发型，根据簇集性小水疱等皮损特点及好发于皮肤黏膜交界处、易于复发等典型临床症状即可诊断。

（二）鉴别诊断

1. 带状疱疹

带状疱疹表现为沿一侧周围神经呈带状分布的群集性小水疱，有明显的神经痛，伴局部淋巴结肿大，中间皮肤正常。

2. 脓疱疮

脓疱疮多发于儿童，夏秋季多见，接触传染性强，疱较大，有脓性分泌物形成的蜜黄色痂皮，散在分布。

五、防治

治疗原则是缩短病程，防止继发感染及并发症，减少复发。

（一）预防

新生儿及免疫功能低下者、烫伤和湿疹患者，应尽可能避免接触 HSV 感染者，以免引起传染。根据病情选择 HSV-1 型或 HSV-2 型灭活疫苗皮下注射可以预防传染，特别是免疫力低下者。

（二）治疗

1. 一般治疗

注意休息和饮食，严重者给予支持治疗。

2. 全身治疗

给予抗病毒药物阿昔洛韦，成人 600～1000 mg/d，分 3～5 次口服，或伐昔洛韦，成人 0.6 g/d，分 2 次口服，7～10 日为一个疗程。干扰素、阿糖腺苷可同时使用；转移因子，1～2 U/d，2 次/周，1 个月为一个疗程；左旋咪唑，成人 75 mg/d，分 3 次口服，2 周为一个疗程；亦可用胎盘球蛋白和人血清丙种球蛋白治疗。

3. 局部治疗

消炎、止痛、预防感染；保持局部的清洁，外用炉甘石洗剂、阿昔洛韦软膏；对于疱疹性眼炎、口炎患者，除上述方法外，应注意局部的卫生，使用 0.1%苯扎溴铵液（漱口）、0.1%阿昔洛韦滴眼液等。

第四节　脓　疱　疮

一、概念

脓疱疮又称传染性脓疱疮，俗称"黄水疮"，是一种由金黄色葡萄球菌和（或）乙型溶血性链球菌引起的急性化脓性皮肤病。其特征为水疱、脓疱，易破溃形成脓痂。

二、病因及发病机制

病原菌主要为凝固酶阳性金黄色葡萄球菌（占50%～70%），少数由凝固酶阳性白色葡萄球菌引起，其次为链球菌感染引起，亦可由葡萄球菌与链球菌混合感染。

由于儿童解剖生理上的弱点，如皮肤薄嫩、局部抵抗力差，容易遭受轻微外伤，皮肤易污染等因素而容易感染。新生儿皮肤薄嫩，保护功能不全，免疫力低下，神经功能不健全，感染后容易泛发全身。在家庭或幼儿园中，儿童密切接触很容易传染，也可通过污染的日用品、玩具、衣服等间接传染。

三、临床表现

1. 寻常型脓疱疮

多由金黄色葡萄球菌感染或与乙型溶血性链球菌混合感染引起，传染性强，多在幼儿园中流行。可发生在任何部位，但以颜面等暴露部位为多。皮损初起为红色斑，粟粒至黄豆大小的丘疹或水疱，迅速转变成脓疱，疱壁薄而紧张，后松弛，易破溃，周围绕有红晕，脓疱破溃后露出鲜红色糜烂面，脓液干涸后形成层叠形蜡黄色、蜜黄色或灰黄色厚痂（图9-6）；中央无自愈倾向，边缘不规则，向周围扩展，自觉瘙痒，常因搔抓使邻近脓疱互相融合。如不及时治疗，可迁延不愈。严重者可有高热或伴淋巴结炎，甚至引起败血症或急性肾小球肾炎。

2. 大疱性脓疱疮

多由金黄色葡萄球菌引起，儿童易发生，也可见于成人，夏季多见。好发于面部、躯干及四肢，皮损起初为米粒至黄豆大小的水疱或脓疱，迅速增大成大疱，周围红晕不明显。疱内容物先清澈后混浊，疱壁先紧张后松弛，由于体位关系，脓液沉积于疱底而形成半月形积脓（图9-7）。疱壁薄，所以容易破溃、糜烂，脓疱破溃后流出稀薄脓液，蔓延之处发生新脓疱。疱液干涸后结蜜蜡色痂，患者自觉瘙痒。

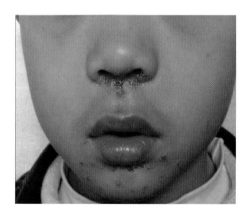

图 9-6　寻常型脓疱疮

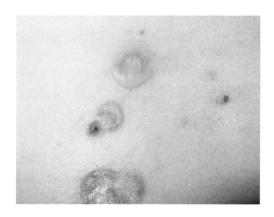

图 9-7　大疱性脓疱疮

3. 新生儿脓疱疮

易在新生儿中流行的大疱性脓疱疮，主要由金黄色葡萄球菌引起。传染性强，发病急骤，皮疹为多发性大脓疱，周围有红晕，疱壁薄，易破溃。患儿全身症状显著，可伴有发热、精神不振、呕吐、腹泻，如不及时治疗，可并发败血症、脑膜炎、肺炎而危及生命。

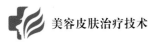

4．深脓疱疮

由乙型溶血性链球菌感染所致，常见于营养不良或体弱多病者。好发于小腿，皮损起初为炎性水疱或脓疱，炎症逐渐扩大向深部发展，表面有坏死，结黑褐色痂，厚如蛎壳，不易剥离，周围红肿明显。如强行剥离，则可见边缘陡峭的溃疡，患者自觉灼痛。

四、诊断与鉴别诊断

（一）诊断

根据典型的临床表现，诊断并不难。必要时完善脓液细菌培养、组织病理检查等可帮助确诊。

（二）鉴别诊断

1．丘疹性荨麻疹

在风团样红斑上出现丘疹或水疱，好发于四肢、躯干，成批出现，反复发生，瘙痒症状突出。

2．水痘

发疹时常伴发热等全身症状；皮疹在1～2天内散发全身，主要为绿豆至黄豆大小水疱，同时见红斑、丘疹、水疱、结痂各时期的皮疹，口腔黏膜常受累。

3．湿疹

皮损为多形性，瘙痒较明显，易反复发作。

五、防治

治疗原则是缩短病程，防止继发感染及并发症，减少复发。

（一）预防

大力开展卫生宣教，注意个人卫生，及时治疗各种瘙痒性皮肤病。患者要适当隔离，患者接触过的衣服、毛巾、用具等，应予消毒以防止接触感染。

（一）治疗

1．一般治疗

保持皮肤清洁，已污染的衣服、用具等，应进行消毒处理。

2．全身治疗

全身症状重者，酌情给予抗生素，如青霉素G，成人80万～240万U/d，儿童2.5万～5万U/(kg·d)，分2～4次，肌内注射；也可选用苯唑西林、氨苄西林、头孢氨苄等。对青霉素过敏者可给予红霉素，成人0.75～2.0 g/d，分3～4次口服，儿童35～50 mg/(kg·d)，分3～4次口服。对重症新生儿脓疱疮，除给予大剂量广谱抗生素外，还应加强支持疗法及护理。

3．局部治疗

治疗原则为杀菌、抗炎、收敛、干燥、除去痂皮、清理脓液、促进愈合。局部外用2%莫匹罗星软膏、10%硫黄软膏，对于较大的水疱或脓疱，用消毒注射器抽出脓液后以消毒脱脂棉吸干，外用0.1%依沙吖啶溶液或者其他抗菌收敛性较强溶液湿敷。对脓痂较厚者，外搽1%新霉素软膏或卡那霉素软膏，1天后用消毒液体石蜡去除脓痂。对新生儿脓疱疮采用干燥、暴露疗法，外涂1%甲紫溶液或外敷紫草油纱布，每日更换1次。

第五节 癣

一、概念

癣主要是指真菌侵犯人和动物的皮肤、毛发、甲板，引起的感染性皮肤病。按发病部位命名，如头癣、体癣、股癣、手癣、足癣等。

二、病因及发病机制

本病主要致病菌是皮肤癣菌，主要包括毛癣菌落、小孢子菌落和表皮癣菌落，其共同特点是亲角质蛋白，侵犯人和动物的皮肤、毛发、甲板，引起感染。主要通过直接接触或间接传染，也可通过患者自身感染所致。

三、临床表现

1. 头癣

头癣是指真菌感染头皮、毛发所致的疾病，多累及儿童，成人少见。大致分为四种，即黄癣、白癣、黑点癣及脓癣。黄癣患者毛发脱落，在头皮遗留片状萎缩性瘢痕，形成大小不一的永久性秃发区，残留少数稀疏的头发（图9-8）；白癣表现为大小不一的鳞屑性断发斑（图9-9）；黑点癣呈点片状断发或脱发斑（图9-10）；脓癣为明显红肿、脓肿、毛发脱落（图9-11）。这些皮疹不同程度地损害患者容貌，严重影响患者的头部外观与整体形象和心理健康。

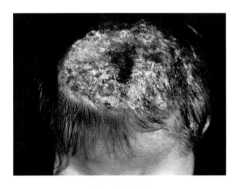

图 9-8　黄癣

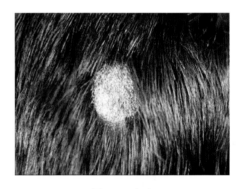

图 9-9　白癣

2. 体癣

夏秋季多见，皮疹多发生在面、颈、躯干、四肢等部位。皮损起初为针头或米粒大小丘疹，逐渐向周围扩展形成特征性环状损害，边缘由丘疹、水疱或丘疱疹排列形成环形或不规则形隆起，中央有自愈倾向，表面有少量鳞屑（图9-12）。有时出现同心圆样损害，彼此重叠形成多层环状，形态较为特殊，可伴有不同程度瘙痒。

3. 手癣

手癣是真菌侵犯手掌、指间的皮肤感染，男女老幼均可染病，以成年人多见。起病于手掌某一部位，缓慢扩大，最终累及大部或全部，甚至两侧手掌。损害为红斑、水疱、鳞屑和角化增厚（图9-13）。

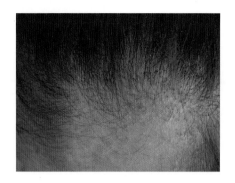

图 9-10　黑点癣

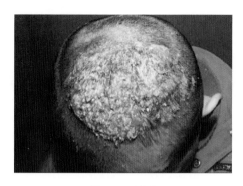

图 9-11　脓癣

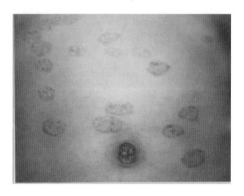

图 9-12　体癣

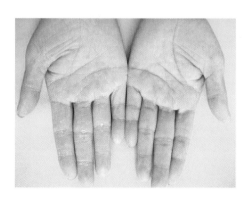

图 9-13　手癣

4. 足癣

　　足癣是趾间、足底、足跟和足侧缘的真菌感染,多见于成人,儿童少见。发病季节性明显,夏秋病重,冬春病减。足癣以皮下水疱、趾间浸渍糜烂、渗流滋水、角化过度、脱屑等为特征(图 9-14)。临床上可分为角化过度型、丘疹鳞屑型、水疱型、趾间糜烂型、体癣型。

5. 甲癣

　　甲癣又称甲真菌病,是由各种真菌引起的甲板或甲下组织的浅部真菌病。甲癣是由皮肤癣菌感染所致的甲部感染,初起甲床微痒,继之则指(趾)甲变色,甲板高低不平,失去光泽,逐渐增厚,或蛀空而残缺不全或变脆,常与甲床分离(图 9-15)。一般无自觉症状,少数有轻度瘙痒。

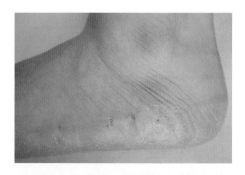

图 9-14　足癣

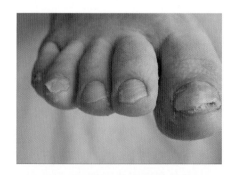

图 9-15　甲癣

四、诊断与鉴别诊断

（一）诊断

根据临床表现、皮疹特点可做出诊断，真菌镜检或培养可进一步确诊。

（二）鉴别诊断

1. 神经性皮炎

有明显苔藓化，无水疱，霉菌显微镜检查呈阴性。

2. 湿疹

无堤状隆起的边缘，界限不清楚，霉菌显微镜检查呈阴性。

五、防治

（一）预防

减少与患者的直接接触，勿共用毛巾、浴巾或其他衣物，以免间接传染。对家中饲养的猫、狗，要定期检查，并注意清洁卫生。

（二）治疗

1. 局部治疗

根据不同临床类型选择不同的抗真菌药物，如联苯苄唑霜、酮康唑霜、特比萘芬霜等，其他的药物还有复方水杨酸酊、复方间苯二酚涂剂等。此外，头癣可拔发、甲癣可溶甲等。

2. 系统治疗

伊曲康唑、特比萘芬等，与外用药物联合使用可增加疗效。

第十章 皮肤肿瘤

学习目标

掌握:色素痣、皮脂腺痣、脂溢性角化病、皮肤纤维瘤、汗管瘤、粟丘疹、日光性角化病、皮角、基底细胞癌、Bowen 病、鳞状细胞癌、Paget 病、黑素瘤的临床表现。

熟悉:色素痣、皮脂腺痣、脂溢性角化病、皮肤纤维瘤、汗管瘤、粟丘疹、日光性角化病、皮角、基底细胞癌、Bowen 病、鳞状细胞癌、Paget 病、黑素瘤的诊断和治疗。

了解:色素痣、皮脂腺痣、脂溢性角化病、皮肤纤维瘤、汗管瘤、粟丘疹、日光性角化病、皮角、基底细胞癌、Bowen 病、鳞状细胞癌、Paget 病、黑素瘤的病理变化。

第一节 良性肿瘤

一、色素痣

(一) 概念

色素痣也称黑素细胞痣或痣细胞痣,属于黑素细胞系统的良性肿瘤。其生长要经过成熟甚至衰老的变化,伴随年龄增长逐渐由表皮移入真皮。在出生后数年内开始出现,在 20～30 岁时色素痣发病率增加,皮疹数量增多,随后数量稳定不再增加。根据痣细胞在皮肤内位置的不同,分为交界痣、混合痣及皮内痣三型。

(二) 临床表现

交界痣是一种光滑、无毛、淡褐色的斑疹(图 10-1),直径几毫米至几厘米,发生于身体表面的任何部位。交界痣可在出生时即有,在青春期或成人期,一些交界痣变为混合痣或皮内痣。混合痣即交界和皮内情况两者都有,外观类似交界痣,但可能更高起于皮肤。以后交界痣增生停止,痣细胞被一带状结缔组织与表皮分开而形成皮内痣,此型常见于中年人,皮疹为圆顶、无蒂的疣状或光滑的丘疹,呈肉色或棕黑色,可有毛或无毛。

(三) 病理变化

交界痣:在表皮下部或直接邻近真皮处有痣细胞巢,上皮样痣细胞排列规则,细胞内有大量色素。混合痣:除了交界痣特征外,痣细胞巢呈索状伸向真皮,埋于胶原组织中。皮内痣:痣细胞呈巢状或条索状,位于真皮不同深度。

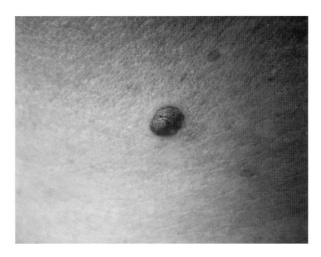

图 10-1　交界痣

（四）诊断与鉴别诊断

根据病史和临床特征,病理变化中有痣细胞存在,诊断不难。良性痣有如下特点:直径小于 3 mm,着色完全一致,表皮柔软,表面光滑,边缘整齐,大小和颜色恒定。主要应与色素痣恶变鉴别,一般原则:①色素痣一般出现在出生到 20～30 岁,年纪较大时发生新的色素损害,应引起怀疑;②单个痣比其他痣变黑或变大时,考虑恶变可能;③色素痣反复发生感染或易受外伤;④自然出血,溃疡,周围发生卫星状损害,所属淋巴结增大则可能已经恶变。

（五）预防与治疗

一般不需治疗,发生在掌跖、腰、腋窝、腹股沟等易摩擦部位的色素痣应考虑切除,有恶变倾向者及早行手术切除,同时做组织病理检查。

二、皮脂腺痣

（一）概念

皮脂腺痣又称为先天性皮脂腺增生、器官样痣,是一种以皮脂腺增生为主的发育异常。

（二）临床表现

常见于头皮及面部,多为单个损害,偶可多发。往往在出生不久或出生时发生。在儿童时期,表现为局限性表面无毛的斑块,稍隆起,表面光滑,有蜡样光泽,淡黄色。青春期因皮脂腺充分发育,皮损肥厚呈疣状、结节状或分瓣状(图 10-2)。老年期皮损多呈疣状,质地坚实,可呈棕褐色。10%～40%的患者在本病基础上并发上皮瘤,最常见的是基底细胞瘤,其次是乳头状汗管囊腺瘤。极少数病例同时还具有"神经皮肤综合征"的表现,即智力迟钝、抽搐、眼发育异常等神经方面的缺陷,或伴有骨骼畸形。

（三）病理变化

儿童期皮脂腺痣内的皮脂腺发育不良,大小数目均不增加,可见分化不完全的毛发结构。青春发育期的皮损中,可见大量成熟或近于成熟的皮脂腺,上方表皮呈疣状或乳头瘤样增生,皮脂腺小叶下方出现异位的顶泌汗腺。

（四）诊断与鉴别诊断

幼年在头皮、面部发生黄色或棕褐色斑块状损害应考虑本病。病理改变有皮脂腺增多,

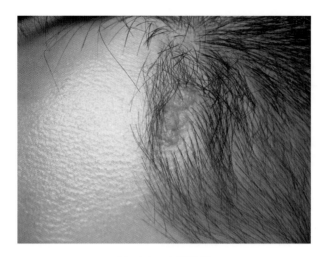

图 10-2　皮脂腺痣

伴有表皮乳头瘤样增生则可确诊。鉴别诊断：应与幼年黄色肉芽肿、黄色瘤、疣状痣、幼年良性黑素瘤等相鉴别，诊断困难时需要做病理检查以资鉴别。

（五）预防与治疗

青春期前或较小的皮损可采用激光、电灼、冷冻治疗，术后往往遗留瘢痕性头发缺失，较大的皮损应手术切除。

三、脂溢性角化病

（一）概念

脂溢性角化病又称老年疣、基底细胞乳头状瘤，是因角质形成细胞成熟迟缓所致的一种良性表皮内肿瘤。

（二）临床表现

脂溢性角化病非常常见，多发生于中老年人。皮损可发生于身体的任何部位，好发于面部、胸部和背部，但不累及掌跖。通常为多发，早期损害为小而扁平、界限清楚的斑块，略呈乳头瘤样，淡褐色（图 10-3）。以后损害逐渐增大、增厚，呈圆形或椭圆形，表面乳头瘤样，干燥、粗糙，失去光泽，可形成一层油腻性厚痂，色素沉着显著，呈褐色或黑色。

（三）病理变化

病理特点是角化过度，棘层肥厚，有乳头瘤样增生，并见假性角囊肿、基底样细胞增生，伴有不同程度的鳞状细胞分化，肿瘤病变的基底位于同一水平面上，两端正常表皮平齐。病理上可分为 6 型，即角化型、棘层肥厚型、巢状型、腺样型、刺激型和黑素棘皮型。

（四）诊断与鉴别诊断

本病临床如与病理结合，诊断并不难，早期损害应与扁平疣、汗管瘤鉴别，角化型损害应与日光性角化病鉴别，色素深者应与色素痣、黑素瘤鉴别，发生炎症者应与基底细胞癌、鳞状细胞癌鉴别。以上疾病可通过活检或全部切除后行病理检查来鉴别。

（五）预防与治疗

本病为良性肿瘤，仅是美观问题，一般不需要治疗。诊断有问题或发生炎症时可用激光、

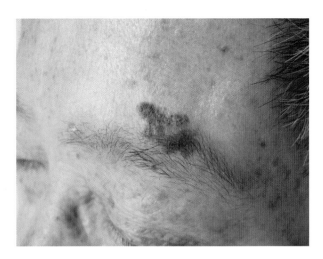

图 10-3 脂溢性角化病

冷冻或手术切除治疗。

四、皮肤纤维瘤

(一) 概念

皮肤纤维瘤,又名纤维组织细胞瘤、硬化性血管瘤、皮肤组织细胞瘤、结节性表皮下纤维化,为最常见的皮肤良性软组织肿瘤之一。本病由成纤维细胞灶性增生所致,可能代表一种反应性病变,而不是真正的肿瘤。

(二) 临床表现

本病好发于中年人,女性较为多见,损害大多位于四肢,偶见于躯干,表现为小的、隆起皮面的角化过度性结节,质地坚实。直径通常小于 2 cm,颜色为棕红色、黄褐色至黑褐色不等(图10-4)。皮损与表面皮肤粘连,但与深部组织不连,可推动,生长缓慢,无疼痛。本病大多与既往局部轻微创伤,尤其是昆虫叮咬有关。部分患者皮损多发,多发损害见于使用免疫抑制剂、HIV 感染和使用高活性抗逆转录病毒治疗的患者。

(三) 病理变化

表皮棘层肥厚或呈假上皮瘤样增生,基底细胞层色素增加。主要病变位于真皮内,无包膜,界限不清,由数目不等的成纤维细胞、幼稚的或成熟的胶原所组成,根据何种成分占优势分为纤维型和细胞型。纤维型主要由幼的胶原纤维交织状排列,其中可见细胞核细长的成纤维细胞;细胞型由大量成纤维细胞组成,细胞圆形或椭圆形,胞质丰富,胞质内可含脂质,呈泡沫状,或含有含铁血黄素,仅有少量胶原纤维。

(四) 诊断与鉴别诊断

诊断主要依据临床表现和病理变化确定。应与瘢痕疙瘩、纤维肉瘤、结节性黄色瘤等鉴别。

(五) 预防与治疗

本病为良性病变,预后良好,一般不需治疗,与其他疾病鉴别困难时可手术切除并送病理检查。

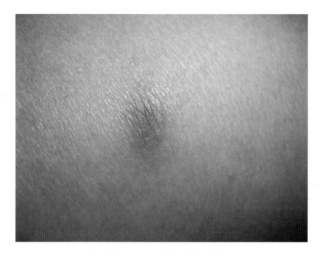

图 10-4　皮肤纤维瘤

五、汗管瘤

(一) 概念

汗管瘤是向末端汗管分化的一种汗腺瘤。

(二) 临床表现

汗管瘤是一种常见的良性肿瘤,好发于女性,青春期出现或显著增多,部分患者有家族史,常多发。对称分布于眼睑周围,亦见于前额、两颊、颈部、腹部和外阴,通常无自觉症状。表现为肤色、淡黄色或棕褐色坚实小丘疹,直径 1～3 mm,密集而不融合(图 10-5),发生于外阴者常有瘙痒。临床分为 3 型:眼睑型、发疹型、局限型。慢性病程,很少自行消退。

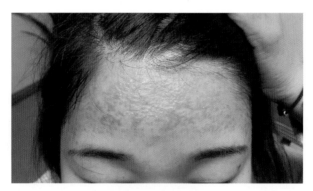

图 10-5　汗管瘤

(三) 病理变化

三种临床类型的病理变化大致相同,肿瘤位于真皮上部,由散在于纤维基质中互相连接的汗腺条索和导管组成。导管由两层扁平的立方细胞组成,并可形成有护膜的管腔,常含嗜酸性颗粒。导管与上皮细胞条索相连,形成特征性的蝌蚪状结构。

(四) 诊断与鉴别诊断

本病临床上有一定特点,较容易诊断。发生于眼睑者应与扁平疣鉴别,此外病理上应与毛发上皮瘤、基底细胞癌、微囊肿附属器癌鉴别。

（五）预防与治疗

本病为良性，但影响美观，必要时可采用局部冷冻、激光或电解法治疗，由于破坏较深，应避免形成明显的瘢痕。

六、粟丘疹

（一）概念

本病为潴留性囊肿，起源于表皮或其附属器，可发生于任何年龄、性别，包括新生儿；分为原发性和继发性两型，原发性粟丘疹病因未明，继发性损害常见于皮肤创伤或其他损伤后。

（二）临床表现

粟丘疹多见于女性，原发者好发于颜面部，特别是眼睑周围，继发者则发生于基础病变部位。皮损数目可以很多，典型皮损为白色或黄色圆顶状丘疹，直径 1～3 mm，表面光滑，不融合，如用针挑刺，可有皮脂样物排出。皮损发展缓慢，可持续多年，偶可自然脱落消失。

（三）病理变化

粟丘疹属于微型表皮样囊肿，位于表皮下方的真皮浅部，囊壁由多层扁平上皮细胞构成，囊腔为板层状角蛋白填充。原发性损害可见到与之相邻的毳毛毛囊。继发性损害与毛囊或小汗腺导管相连接。

（四）诊断与鉴别诊断

本病为白色粟粒大小丘疹，好发于面部，诊断不难。儿童患者应与传染性软疣鉴别。

（五）预防与治疗

局部消毒后用针挑破表皮，挤出黄白色小颗粒，或用细针行电干燥治疗。

第二节 癌前病变

一、日光性角化病

（一）概念

日光性角化病又称为光化性角化病或老年性角化病，是最常见的上皮癌前病变，由日光长期损伤暴露皮肤所引起。皮肤白皙者容易发病，皮疹多见于颜面、手背等暴露部位，可发展成为鳞状细胞癌。

（二）临床表现

本病多累及经常日晒的中老年人，更多见于男性，特别是易晒伤而不易晒黑者。好发于暴露部位，以头部秃发处、面部、颈部、前臂、手背多见。皮疹常单发，有时多发。皮损为淡红色扁平丘疹，也有界限不清的红斑、色素斑，皮疹轻微隆起，一般为直径 1 cm 或更小的圆形或不规则形，表面有轻微黏着性鳞屑，或疣状增殖，质硬。之后皮疹转变为黄褐色或黑褐色，表面角化干燥，有固着于基底的硬痂，不易剥离。周围皮肤常有其他日光性损害的特征，如萎缩、色素改变和毛细血管扩张。日光性角化病很重要,因为它是皮肤暴露于紫外线的敏感指标,强烈预示有发生皮肤鳞状细胞癌的可能(图 10-6)。

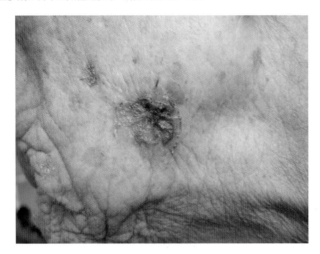

图 10-6　日光性角化病

(三)病理变化

根据皮损的病理形态分为六型:肥厚型、萎缩型、苔藓型、原位癌型、色素型、棘突松解型。表皮有广泛性角化过度伴角化不全,基底层细胞增生、异型,呈芽蕾状伸向真皮上部,有时可见核分裂。病变下方真皮常有日光弹力纤维变性和血管扩张,常见淋巴细胞浸润,有时伴有界面皮炎。

(四)诊断与鉴别诊断

根据临床表现和病理变化可以诊断。鉴别诊断:本病应与盘状红斑狼疮鉴别,前者缺乏毛囊扩张和萎缩;由于本病缺乏褐色脂溢性结痂和明显锐利的边缘,可与脂溢性角化病鉴别;因其缺乏浸润和明显轮廓,可与 Bowen 病鉴别。

(五)预防与治疗

本病有多种治疗方法。当皮损比较局限时,液氮冷冻、微波、电灼、激光是有效的治疗方法。多发性皮损或面积较大时可外用 5% 5-FU 软膏或溶液、0.1% 维 A 酸乳膏,口服阿维 A 酯亦对本病有效。近年来光动力疗法更多应用于日光性角化病的治疗。如发现恶变时应及早彻底切除。

二、皮角

(一)概念

皮角是临床形态学诊断,多在其他皮肤病的基础上发生。常见的原发病有寻常疣、脂溢性角化病、日光性角化病、角化棘皮瘤、汗孔角化病、早期鳞状细胞癌等。

(二)临床表现

本病多累及中老年人,男性多见。皮角最易发生于头面部,也可发生于手、阴茎和眼睑。病变为单发或多发,为 2 mm 至数厘米长的淡黄或褐色角质赘生物,基底部通常变红,且较末端略粗,呈圆锥形,有时分为数个鹿角状突起,质硬(图 10-7)。病程慢性,无自觉症状。如基

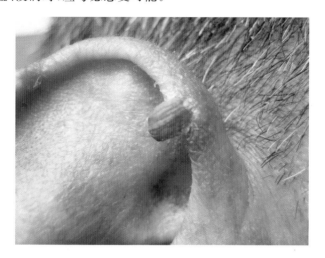

底部出现潮红、出血、浸润时，应考虑恶变可能。

图 10-7　皮角

（三）病理变化

高度角化过度，间有角化不全，表皮呈山峰状隆起，基底部病变与原发病相关，可见原发皮肤病病理特征，据此可判断本病是否恶变。最常见的为日光性角化和寻常疣样改变。

（四）诊断与鉴别诊断

临床上根据皮损形态及发病部位可以诊断，但如皮角继发于其他皮肤病，不同的原发病需要进行病理检查以资鉴别。

（五）预防与治疗

主要为局部手术切除，如病理检查提示有癌变，则需进一步检查与治疗。

第三节　恶性肿瘤

一、基底细胞癌

（一）概念

本病又名基底细胞上皮瘤，由多潜能基底样细胞组成，属于向表皮或附属器分化的低度恶性肿瘤。与长期日光暴晒、长期暴露于 X 线、烧伤、砷剂等有关。

（二）临床表现

基底细胞癌是最常见的皮肤恶性肿瘤，主要发生在 50 岁以上的老年人，好发于身体的暴露部位，特别是面部，主要在眼眦、鼻部、鼻唇沟和颊部（图 10-8）。早期损害为表面光亮的具有珍珠样隆起边缘的圆形斑块，表皮较薄，可见扩张的毛细血管和雀斑状小黑点。成熟损害分为以下五型。

1. 结节溃疡型

最常见，损害一般为单个，初期为半透明质硬小丘疹，呈黄色或淡红色，表面常有扩张的

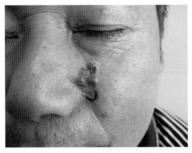
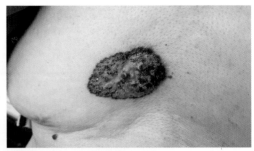
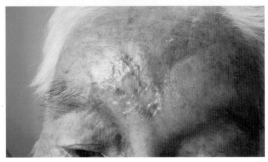

图 10-8　基底细胞癌

毛细血管,轻微外伤后易出血,结节缓慢增大,中央凹陷,形成糜烂或溃疡,溃疡底部覆以浆液性分泌物或痂皮,周围呈珍珠样隆起。溃疡向周围或深部侵袭,破坏局部软组织和骨骼,造成毁形。

2. 色素型

皮损有黑褐色色素沉着,但不均匀,边缘部分较深,中央部分呈点状或网状分布,易误诊为黑素瘤。

3. 硬斑病样或纤维化型

罕见,好发于头面部,表现为单发、大小不一、扁平或稍隆起的局限性硬化性斑块,灰白至淡黄色,类似局限性。进展缓慢,一般不破溃。

4. 浅表型

好发于躯干等非暴露部位,特别是背部,常可存在数年。表现为缓慢扩大的鳞屑性红斑,边界清楚,稍有浸润。斑片周围绕以线条样边缘或堤状隆起,表面可见小的浅表糜烂、痂皮,愈后留瘢痕。

5. 纤维上皮瘤型

好发于躯干,通常为正常皮色、高起、无蒂的损害,表面光滑,类似于纤维瘤。

（三）病理变化

肿瘤不对称,可与表皮相连,有时破溃,边界大都清楚,有些呈浸润性生长,边缘不规则。肿瘤实质与黏蛋白间因在制片过程中收缩而产生间隙,收缩间隙虽然是一种人工现象,但在基底细胞癌中具有特征性,可与其他肿瘤鉴别。基底样细胞组成大小和形状不一的团块。基底样细胞的胞核大、胞质少,卵圆形或梭形,无不典型性,无细胞间桥,核分裂少见。瘤细胞在瘤团周围排列成栅栏状,瘤细胞内常见黑色素。基底细胞癌的组织学类型较多,有以下类型:实体型、色素型、浅表型、纤维上皮瘤型、局限性硬皮病样型、瘢痕型、角化型、腺样型、透明细胞型。

（四）诊断与鉴别诊断

根据临床上损害发展缓慢、面部溃疡、边缘珍珠状隆起等特征，以及相应的病理变化，可以明确诊断。主要应与鳞状细胞癌、脂溢性角化、恶性黑素瘤鉴别，硬化型基底细胞癌应与局限性硬皮病鉴别。

（五）预防与治疗

根据皮损大小、部位、年龄选择不同的治疗方案。一般首选外科切除或切除后植皮，特别是 Mohs 外科手术切除术。不能手术的患者可考虑激光、冷冻、光动力疗法。

二、Bowen 病

（一）概念

本病又称原位鳞状细胞癌，最终可转化为侵袭性生长的鳞状细胞癌。

（二）临床表现

Bowen 病可发生于身体的任何部位，多发于头面部和四肢，为红色、轻度鳞屑和结痂、非浸润性的斑片，直径数毫米至数厘米不等，边界清楚，鳞屑常较明显，去除鳞屑后露出乳头状潮湿的表面，损害边缘清楚，稍隆起（图 10-9）。本病多为单发，偶可多发，病程缓慢，可迁延数年。当表皮内生长转化为侵袭性生长时，皮损成为浸润性结节，并可出现溃疡和蕈样损害，约5％患者演变成鳞状细胞癌。本病可累及黏膜，发生于龟头的原位鳞状细胞癌称为增殖性红斑。

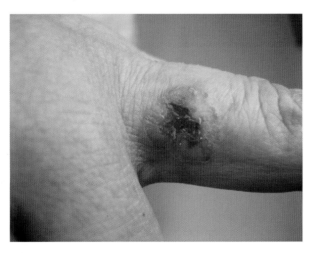

图 10-9　Bowen 病

（三）病理变化

表皮角化过度，常有角化不全，棘层肥厚，表皮突增宽并延长。肿瘤位于表皮内，肿瘤细胞增生，排列紊乱，有异型性，胞核大而深染，可见瘤巨细胞及核分裂，核仁明显，间有角化不良。病变常波及毛囊、外毛根鞘和皮脂腺导管。基底膜完整，肿瘤若突破基底膜，则提示已发展为浸润性癌。真皮浅层有淋巴-单核细胞浸润。

（四）诊断与鉴别诊断

临床表现为边界清楚、略高起的暗红色斑片，表面有鳞屑和结痂，应考虑 Bowen 病，结合

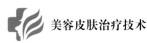

病理检查明确诊断。应与浅表型基底细胞癌、银屑病、日光性角化病、Paget 病鉴别。

（五）预防与治疗

皮损较小时可用激光、冷冻、电灼治疗，也可采用光动力疗法、X 线照射治疗。本病患者的皮损有发展为侵袭性鳞状细胞癌的可能，彻底治疗最好采用外科手术切除。

三、鳞状细胞癌

（一）概念

鳞状细胞癌简称鳞癌，是起源于表皮或附属器角质形成细胞的一种恶性肿瘤。常在某些皮肤病，如烧伤瘢痕、放射性皮肤病、着色性干皮病、寻常狼疮、慢性皮肤溃疡及各种癌前期皮肤病基础上演变而来。

（二）临床表现

本病主要发生于老年人，好发于头皮、面、颈、手背等暴露部位。早期皮损呈疣状肿块，质地坚实。损害增大后中央常破溃形成溃疡，有宽而高的边缘，外翻呈菜花样，上覆污灰色痂，有腥臭的脓性分泌物排出。基底部有浸润，边界不清。肿瘤周围组织充血，边缘呈暗红色。分化较好的肿瘤呈乳头瘤状，部分肿瘤可呈凹陷性，进行性扩大并出现溃疡，向深层组织浸润（图 10-10）。如侵及骨膜、骨质时可感剧痛，软组织处的肿瘤自觉症状轻微。鳞癌易于转移，局部淋巴结常肿大，晚期出现全身症状，如发热、消瘦、恶病质等。

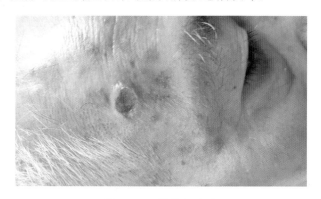

图 10-10　鳞状细胞癌

（三）病理变化

鳞癌是侵袭性癌，肿瘤表现为不规则鳞状细胞团块向下生长，突破基底膜并侵入真皮。癌细胞由正常的鳞状细胞和不典型鳞状细胞组成。癌细胞可为已分化的，也可为未分化的。已分化的鳞状细胞胞体较大，呈多边形或不规则形，胞质丰富，有细胞间桥，可见巨核、多核细胞或核分裂，常见角珠及角化不良细胞。未分化的鳞状细胞无细胞间桥，胞体较小，呈梭形，胞质少，核深染，核分裂多见。

（四）诊断与鉴别诊断

在瘢痕、慢性溃疡等基础皮肤病上发生质地较硬的结节或斑块，增长迅速，应考虑鳞癌，结合病理检查可初步诊断，诊断困难时做免疫组化与其他肿瘤鉴别。本病应与角化棘皮瘤、基底细胞癌、假上皮瘤样增生等鉴别。

（五）预防与治疗

由于本病有转移的可能性,故治疗必须彻底。对于较小的肿瘤,分化良好者首选手术切除,切除范围包括肿块边缘 0.5～2 cm,达到足够深度。淋巴结转移者还需做淋巴结清扫术。年老体弱、耳后等特殊部位患者可考虑放射治疗。此外还有服用维 A 酸、光动力疗法、干扰素注射等治疗。转移性或晚期鳞癌常用顺铂、多柔比星或博来霉素治疗。

四、Paget 病

（一）概念

Paget 病又称湿疹样癌,起源于乳腺导管和顶泌汗腺导管开口处细胞,是一种特殊类型的皮肤恶性肿瘤。

（二）临床表现

本病分为乳房 Paget 病和乳房外 Paget 病(图 10-11)。

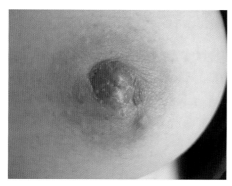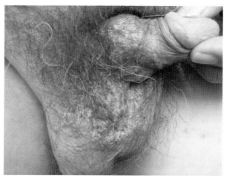

图 10-11　Paget 病

1. 乳房 Paget 病

发生于 40 岁以上女性,男性罕见,通常单侧发病,皮损表现为乳头、乳晕及其周围出现淡红色或红色斑块,有少量渗出,常有鳞屑,可见糜烂或肉芽组织,易被误诊为湿疹或银屑病。有轻度浸润而无明显瘙痒,损害边缘稍隆起。病程长,皮损缓慢向周围扩大,累及乳房及前胸,晚期损害向深部浸润时出现乳腺癌症状,如乳头凹陷、溃疡、血性溢液,乳房触及肿块,伴局部淋巴结转移。

2. 乳房外 Paget 病

好发于 50 岁以上男性,女性少见。常见于顶泌汗腺丰富的区域,发病部位包括阴囊、阴茎、大小阴唇,少数见于肛周、腋窝。有不同程度瘙痒,有时伴疼痛。皮损表现为边界清楚的红色斑片,表面湿疹样,潮红、糜烂、渗出,痂皮覆盖,病程长者有明显的结节性损害。少数情况下,可同时发生于两个部位。此病预后与肿瘤的侵袭性、潜在的皮肤腺癌有关。阴蒂部的病变提示有较强的侵袭性,外阴部的乳房外 Paget 病很少扩散至阴道、宫颈或尿道。

（三）病理变化

Paget 病的特征性病理改变是表皮内出现 Paget 细胞,该细胞较正常角质形成细胞大,胞质丰富、淡染,呈空泡状,胞核圆形或椭圆形、大、深染,可见核分裂。肿瘤细胞散在分布或聚集成巢,位于表皮底部,正常表皮细胞被挤压。真皮有慢性炎性细胞浸润。

(四) 诊断与鉴别诊断

本病为皮肤恶性肿瘤,早期诊断对治疗和预后意义重大。中老年患者发生单侧红色斑片,边界清楚,表面有渗出、结痂,按湿疹治疗无效,应考虑本病,病理活检可确诊。应与湿疹、基底细胞癌、Bowen病鉴别。

(五) 预防与治疗

治疗首选手术切除,乳房Paget病行乳房切除术,并发乳腺癌时行根治术;乳房外Paget病应进行广泛切除防止复发。有手术禁忌证的患者可采用光动力疗法。

五、黑素瘤

(一) 概念

黑素瘤又称恶性黑素瘤,简称恶黑,是一种高度恶性的肿瘤,来源于黑素细胞,多发生于皮肤。恶性黑素瘤的病因是多方面的,包括遗传和种族等多种因素,过度暴露于紫外线是重要易感因素,此外创伤与刺激、病毒、免疫等亦起一定作用。

(二) 临床表现

黑素瘤好发于30岁以上成年人,儿童罕见,部分患者有家族史。我国患者发病部位以肢端为多见,起源于黑素细胞的黑素瘤多发生于老年人,其生长缓慢,恶性程度低;痣细胞恶变者见于较年轻患者,生长快,恶性程度高。早期皮损是在正常皮肤上出现黑色斑疹或斑片,或原有黑素细胞痣短期内增长较快、颜色加深。皮疹发展后出现斑块或结节状、菜花状损害,表面易破溃、出血。周围有不规则色素晕,向周围扩散时出现卫星灶(图10-12)。黑素瘤常发生转移,侵袭深者发生转移可能性更高,主要是淋巴结转移,还可以通过血循环扩散至肝、肺、脑,出现转移的患者预后差。预后与肿瘤分型、病期、发病部位及病变深度有关。早期诊断对提高治疗效果意义重大,识别新近发生的早期黑素瘤的重要征象有以下几点:①皮损不对称;②边界不规则;③色素沉着不均一;④直径大于6 mm。恶性黑素瘤临床分为四种类型。

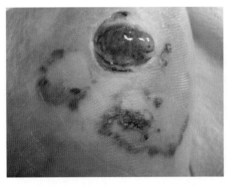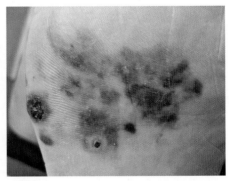

图10-12 黑素瘤

1. 恶性雀斑痣样黑素瘤

好发于老年人面部,皮损为黑色或褐色的斑片,色素不均匀,边缘不规则并逐渐向周围扩大,生长缓慢,发生转移晚,仅局限于局部淋巴结。

2. 浅表扩散性恶性黑素瘤

皮损开始为扁平、有鳞屑的斑点或斑片,经过一段时间后逐渐进展为蓝色或蓝黑色结节。

色素较少或无色素的肿瘤表现为红斑,斑块形状不规则,常可见到色素减退的自行消退区。

3. 肢端恶性黑素瘤

肢端恶性黑素瘤为亚洲人所患黑素瘤的主要类型。好发于手指或足趾,足底是最常见的发病部位。皮损表现为边缘不规则、色素不均匀的斑片,肿瘤发展至垂直生长期,常出现溃疡及蓝黑色结节,预后较差。

4. 结节性黑素瘤

多见于躯干和四肢,发现时瘤体已经较厚,生长迅速。皮损呈结节状或菜花状,常形成溃疡,发生转移早,预后差。

（三）病理变化

肿瘤细胞起源于表皮、真皮交界处,表皮和真皮见散在或成巢的黑素瘤细胞,沿水平和垂直方向扩展,肿瘤细胞有异型性,细胞大小、形态不一,胞核大、深染,核仁明显,可见瘤巨细胞和核分裂。真皮内肿瘤细胞形态有很大变异,通常分为两种,即上皮样细胞型和梭形细胞型。黑素颗粒含量差异较大,无黑素性黑素瘤中含量少,但多巴反应阳性。免疫组化 S-100 及 HMB-45 阳性,常用于鉴别诊断。

（四）诊断与鉴别诊断

根据临床表现及病理检查,必要时结合免疫组化结果可以确定诊断。应与下列疾病鉴别:色素痣、蓝痣、Spitz 痣、甲下外伤性血肿。

（五）预防与治疗

黑素瘤的治疗效果不是十分理想,早期诊断和切除仍是治愈黑素瘤的希望。对原位黑素瘤建议切除时包括边缘 0.5～1.0 cm,厚度小于 2.0 cm 的黑素瘤切除时应包括边缘 1.0 cm,厚度大于 2.0 cm 的黑素瘤切除时包括边缘 3.0 cm,甲下黑素瘤需要截指。术中采用淋巴结定位或区域选择性淋巴结切除。大剂量干扰素辅助治疗能延长患者生存期,其他免疫治疗,如白介素、基因免疫治疗等取得了一定的进展。化疗效果不是很理想,现在正在开展联合化疗试验。放疗主要用于骨转移或中枢神经系统转移黑素瘤的对症治疗。

第十一章 其他损容性皮肤病

第一节 寻常型银屑病

一、概念

银屑病俗称牛皮癣，是一种常见的以红斑、丘疹、斑块、鳞屑为特征的、易复发的慢性炎症性皮肤病，在自然人群中发病率为0.1%～2.84%，15～45岁的青壮年多发。北方较多见，南方略少。病情在春冬加重或复发，夏秋则缓解减轻。

二、病因及发病机制

本病病因尚不清楚。目前认为银屑病的发病是多基因遗传背景下的免疫性疾病，多种免疫相关细胞、细胞因子及炎症介质形成免疫炎症致病网络，但也不排除其他方面的原因，如感染、精神创伤、外伤、妊娠等。已知与以下因素有关。

1. 遗传因素

有报告显示10%～23.8%的银屑病患者有家族史。父母中一人患有银屑病，其子女患银屑病的概率是30%，父母双方均患银屑病，其子女患银屑病的概率是60%，并且有家族遗传史者发病更早、更严重。

2. 免疫因素

银屑病患者存在多种免疫异常，如细胞免疫功能降低，表现为迟发型皮肤试验（如结核菌素试验及二硝基氯苯试验）阳性反应率降低。患者外周血T抑制细胞含量明显下降，T辅助细胞含量升高等。体液免疫也异常,如血清 IgA 及 IgE 增高,IgM 降低或正常,IgG 增高或正常。

3. 内分泌因素

银屑病与内分泌腺功能有一定的关系,如有的患者在妊娠期间,曾患银屑病未经治疗可有自愈倾向,但分娩后有复发的可能。

4. 感染因素

急性点滴状银屑病患者发病前常有上呼吸道感染或急性扁桃体炎发作的病史,其抗链球菌溶血素"O"值升高,切除扁桃体或给予抗生素治疗后,银屑病可好转或治愈。

5. 其他

如精神紧张、外伤、手术、饮食、药物、环境等也可诱发或加重银屑病。

三、临床表现

寻常型银屑病是临床最常见的一种,其发病率占总数的 90% 以上。

(1)初发多见于青壮年时期,病程慢性,可反复发作,甚至终生不愈。青少年急性发病者常由上呼吸道感染或急性扁桃体炎诱发。

(2)有一定的季节性,一般冬季加重或复发,夏季减轻或自愈。慢性患者季节性不明显。

(3)皮疹可发生于全身各处,好发于头皮、躯干和四肢伸侧,特别是肘膝关节伸侧及腰骶部,少数可见于腋窝及腹股沟等皮肤皱褶处,常对称分布。

(4)皮疹呈多种形态,根据皮损形态不同,可分为点滴状银屑病、钱币状银屑病、地图状银屑病、蛎壳状银屑病、斑块状银屑病等,亦可融合扩展至全身,呈泛发性银屑病。典型皮损为红色丘疹、斑疹或斑块,表面覆盖银白色厚积鳞屑。轻刮鳞屑犹如轻刮蜡滴,称为蜡滴现象(图 11-1);刮去鳞屑后,可见淡红色、半透明薄膜,称为薄膜现象;刮去薄膜后可见小的出血点,称为点状出血现象(Auspitz 征)(图 11-2)。蜡滴现象、薄膜现象及点状出血现象是银屑病的典型特征,具有重要的诊断意义。

(5)头皮皮损鳞屑较厚,毛发呈束状发(图 11-3),但不脱落,指(趾)甲可出现顶针样点状凹陷、横沟、失去光泽、肥厚及剥离。

(6)少数病变可累及黏膜,如龟头边界清楚的无鳞屑红斑、颊黏膜灰黄色或白色环形斑片、上唇银白色鳞屑。

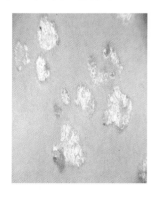
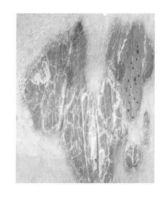
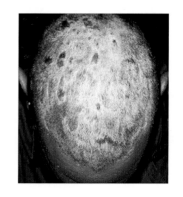

图 11-1　蜡滴现象　　　　图 11-2　点状出血现象　　　　图 11-3　束状发

寻常型银屑病按病程可分为三期。

① 进行期:新疹不断出现,旧疹不断扩大,且鳞屑较厚,炎症明显,周围有红晕(图11-4)。患者痒感较明显。同时,针刺、注射、摩擦、外伤发生在外观正常的皮肤上时可在该处出现与原发疹相同的损害,这种现象称为Koebner现象(同形反应)。

② 稳定期:病情处于相对稳定阶段,新发疹较少,炎症减轻,但旧皮疹仍存在,鳞屑较厚(图11-5)。

③ 消退期:病情好转,无新皮疹出现,旧皮疹逐渐消退,炎症渐消退,鳞屑减少,皮疹颜色变淡,躯干、上肢先消退,而头皮和下肢消退较慢(图11-6)。

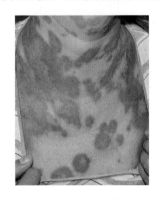 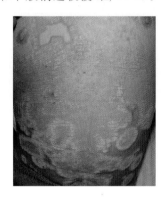 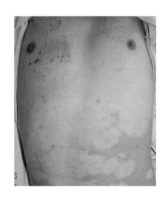

图11-4　进行期　　　　　　　　图11-5　稳定期　　　　　　　　图11-6　消退期

四、诊断及鉴别诊断

(一) 诊断

本病多见于青壮年,病程慢性、反复发作,冬重夏轻。典型皮损为红色丘疹、斑疹或斑块,表面覆盖银白色厚积鳞屑,具有蜡滴现象、薄膜现象以及点状出血现象三大特征。侵犯毛发可见束状发,侵犯指(趾)甲可见顶针甲。若处于进行期还可有同形反应。组织病理检查提示角化不全伴角化过度,角层内或角层下可见Munro小脓疡,颗粒层变薄,棘层肥厚,表皮嵴规则延长。真皮乳头水肿,其顶部的棘层变薄,乳头部血管扩张,周围有淋巴细胞及组织细胞浸润,触诊可及。

(二) 鉴别诊断

1. 脂溢性皮炎

本病需与头皮的银屑病相鉴别。脂溢性皮炎是好发于头皮、面部、躯干等皮脂溢出部位的慢性红斑鳞屑性炎症性皮肤病。其病因尚不清楚,目前认为是在皮脂增多的基础上发生的继发性炎症。其头皮损害表现为红色的斑片,上覆灰白色糠状鳞屑;严重者可见大片油腻性鳞屑或伴有渗出和厚痂,可有臭味。毛发稀疏脱落,头顶部尤为明显,常伴有不同程度瘙痒,成年人多见,新生儿也可发生本病,呈慢性病程。

2. 玫瑰糠疹

玫瑰糠疹是一种原因不明的自限性炎症性皮肤病。它好发于四肢及躯干近心端,皮疹初起先有母斑,为直径2~3 cm大小的圆形或椭圆形淡红色斑,上覆细碎鳞屑,继而逐渐增大,直径可达数厘米。经过1~2周后,相继出现泛发性的子斑,初起为针头大小继而增大的淡红色斑,上覆少量细碎糠样鳞屑呈领圈状。皮疹界限清楚,对称性泛发,其长轴与皮纹走向一致。本病多发于青年人,且春秋季多见。本病有自限性,一般4~8周可自然消退,不易复发。

五、防治

(一) 预防

(1) 预防感染:局部感染是诱发银屑病的一个重要原因,尤其是感冒后,并发扁桃体炎、咽炎、气管炎等,需要积极治疗。

(2) 避免物理、化学、药物性刺激,防止外伤和滥用药物。

(3) 调畅情志:精神紧张、性情急躁、情绪抑郁等精神因素为诱发银屑病之首要原因。应使患者树立战胜疾病的信心,保持乐观情绪,避免精神刺激。

(二) 治疗

本病尚无根治疗法,目前的治疗不能防止复发,只能控制或缓解病情。其一般原则如下。

(1) 寻常型银屑病一般不内用皮质类固醇激素、免疫抑制剂等毒副作用大的药物,而应以温和、具有安抚性质的药物为主。禁用刺激性强的外用药。

(2) 局限性银屑病损害以局部外用药为主,皮疹广泛时给予综合治疗。

(3) 针对不同病因、类型、病期给予相应治疗,不能千篇一律,同时注重心理治疗,解除患者的精神负担。

1. 全身治疗

(1) 免疫抑制剂:若皮损广泛,外用药物疗效不佳的寻常型银屑病可考虑使用。如甲氨蝶呤每次 2.5 mg 口服,每 12 h 1 次,连服 3 次。症状控制后逐渐减至每周口服 1 次 7.5 mg。副作用有骨髓抑制、肝功能损伤等。应定期检查肝功能和血常规。

(2) 抗生素类:常用的有青霉素类和红霉素类。适用于急性点滴状银屑病及进行期的寻常型银屑病伴有扁桃体炎或咽炎。

(3) 糖皮质激素:寻常型银屑病禁用。

(4) 免疫调节剂:可用于细胞免疫水平较低者,左旋咪唑 150 mg/d,服 3 天药停 4 天,连续 2~3 个月。其他如胸腺肽、转移因子等也可使用。

(5) 维生素类:儿童点滴状银屑病可用维生素 A 与维生素 B_{12} 合用。维生素 A 每次 30 万 U 肌注,每日 1~2 次;维生素 B_{12} 每日 200~500 μg 肌注;维生素 C 每日 0.3~0.75 g,分 3 次口服。

2. 局部治疗

(1) 角质促进剂:用焦油制剂治疗寻常型银屑病疗效较好。如 5%~10% 黑豆馏油、松馏油软膏、0.1% 蒽林软膏、3%~5% 水杨酸软膏等。

(2) 糖皮质激素:适用于面积较小、较薄及位于皱褶部位的损害,可使用霜剂、软膏、硬膏等,外用氢化可的松制剂对银屑病常无效,应选用适当浓度的氟化类固醇。但长期使用可产生皮肤萎缩、毛细血管扩张、色素沉着等副作用。大面积使用可经皮吸收引起全身不良反应。

(3) 维 A 酸霜:0.025%~0.1% 他扎罗汀软膏,配合糖皮质激素霜外搽能取得较好的疗效。注意高浓度可引起急性或亚急性皮炎及红斑、瘙痒等副作用。

(4) 钙泊三醇:是一种人工合成的维生素 D_3 衍生物,具有较强的抑制表皮细胞增殖并诱导其分化的能力,从而使银屑病皮损的增殖及分化异常得以纠正。可用于寻常型银屑病的治疗,但有一定的刺激性,不宜用于面部及皮肤皱褶处。

(5)物理疗法:浴疗(矿泉浴、米糠浴、泥浴、焦油浴等)、光疗及光化学疗法(口服8-甲氧补骨脂素,再照射长波紫外线)等。

第二节 鱼 鳞 病

一、概念

鱼鳞病是一种常见的遗传性角化性皮肤病,临床以皮肤干燥、粗糙,伴有鱼鳞状鳞屑为主要特征,也因此而得名。其共同特点是肢体伸侧的鳞屑性、角化性斑片,粗糙、干燥、如鱼鳞样或蛇皮样改变,可累及躯干,也可累及眼睛。

二、病因及发病机制

本病是先天性疾病,常有家族史。因遗传方式不同,分为常染色体显性遗传寻常型鱼鳞病、常染色体隐性遗传鱼鳞病和性联遗传寻常型鱼鳞病。临床类型包括寻常型鱼鳞病、性联鱼鳞病、板层状鱼鳞病和先天性大疱性鱼鳞病样红皮病等。各型鱼鳞病的共同特点是表皮有角化过度的鳞屑,是由于表皮角质形成细胞增生,表皮通过时间缩短,或由于角质形成细胞的黏合异常,使角质层的细胞不能脱落,堆积在皮肤表面所致。

大多数鱼鳞病的基因已定位。寻常型鱼鳞病基因定位于 $1q^{21}$;性联鱼鳞病基因定位于 $Xp^{22.3}$,是类固醇硫酸酯基因缺陷所致;板层状鱼鳞病基因定位于 $2q^{33}$-q^{35};先天性大疱性鱼鳞病样红皮病是由于编码角蛋白 K_1 和 K_{10} 的基因突变,造成角蛋白 1 和 10 异常。

三、临床表现

1. 寻常型鱼鳞病

寻常型鱼鳞病为最常见的轻型鱼鳞病,冬重夏轻。一般于婴幼儿期发病。表现为皮肤干燥,呈鱼鳞样外观和毛周角化,青春期明显(图 11-7)。皮肤鳞屑在四肢尤其是下肢、腹部明显,伸侧受累,上臂及大腿伸侧常有明显的毛囊角化性丘疹,掌纹增多,秋冬季节可发生皲裂。皮损通常不波及四肢屈侧的肘部、腋下、腘窝、臀裂处。有部分患者在背部、上臂及股外侧可见针尖大小角化的毛囊丘疹,一般无自觉症状。

2. 性联鱼鳞病

性联鱼鳞病较少见,较寻常型鱼鳞病发病早、病情重。在生后或婴儿期发病,仅见于男性,女性仅为携带者。皮损与寻常型鱼鳞病相似,但症状加重。皮肤干燥粗糙,皮损为大片鳞屑,呈黄褐色或污黑色鱼鳞状,面部及耳部均可累及,少数病情较重者可累及肘、腋及腘窝等处,掌趾不受累,季节温暖时症状减轻,症状不随年龄增长而减轻(图 11-8)。患者可伴有隐睾,但角膜点状混浊男女均可发生。

3. 板层状鱼鳞病

此型比上两型均严重,出生时或不久即发病,被称为"胶样婴儿"。出生时全身即被厚的膜紧紧包裹(火棉胶样),可引起眼睑外翻及唇外翻。数日后火棉胶样膜脱落,皮肤全身弥漫性潮红,覆盖灰棕色菱形或多角形鳞屑,边缘游离高起,躯体皱襞处均受累,严重者鳞屑可厚如甲壳(图 11-9)。轻症者可见颈、肘、腘窝处有增厚的鳞屑,常见掌趾中度角化,皱襞处因易感染可伴有臭汗症。

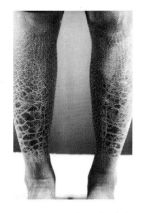

图 11-7　寻常型鱼鳞病

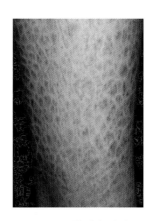

图 11-8　性联鱼鳞病

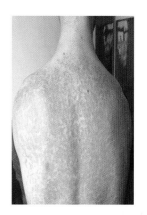

图 11-9　板层状鱼鳞病

4. 先天性大疱性鱼鳞病样红皮病

本病极少见，在出生时即有，可见皮肤发红增厚，呈角质状外观，全身覆盖在鳞屑下，出生后鳞屑脱落，留有粗糙的红色湿润面及松弛性大疱，易破溃糜烂，其上可再度形成鳞屑、红斑、水疱。在四肢屈侧和皱襞部如腹股沟、腕、腋和肘部有较厚的甚至呈疣状的棕灰色鳞屑，甲有营养不良改变。本病随年龄增长逐渐减轻。新生儿常因为皮损擦烂处容易继发感染引起败血症而危及生命。

四、诊断及鉴别诊断

（一）诊断

皮损往往为全身对称性，有鱼鳞状或蛇皮状外观伴有脱屑（以小腿伸侧最为明显），冬重夏轻。皮肤呈暗红色、光滑、微亮、变厚。重症婴儿喂养困难，可伴掌跖角化。一般无全身症状，少数可伴瘙痒感。根据组织病理检查寻常型鱼鳞病表现为表皮变薄，角质层轻中度增厚，颗粒层减少或缺乏，毛囊孔和汗腺可以有角质栓塞，皮脂腺数量减少；性联鱼鳞病表现为角层、颗粒层增厚，钉突显著，血管周围有均匀分布的淋巴细胞浸润，汗腺数量略有减少；先天性大疱性鱼鳞病样红皮病表现为角化过度和棘层肥厚，颗粒层内含有粗大颗粒，颗粒层及棘层上部有网状空泡化，表皮内可见水疱，真皮浅层有少许炎性细胞浸润；板层状鱼鳞病表现为中度角化过度，部分呈局灶性角化不全，颗粒层变薄或稍增厚，棘层中度肥厚，真皮上层有炎性细胞浸润，可确诊。

（二）鉴别诊断

1. 毛周角化病

皮损为针尖至粟粒大坚硬毛囊性丘疹，互不融合，外观似鸡皮样，肤色或淡红色，好发于上臂和大腿外侧，青春期增多。

2. 毛囊角化病

多发生于面、胸、腹、四肢，尤以躯干中线部位和腹部多见，皮损为针头至高粱米大小坚硬丘疹，多与毛囊口一致，顶端结油腻性痂，去痂后中央见漏斗状小凹窝。

五、防治

(一)预防

(1)多吃含维生素 C、维生素 A、维生素 E 的水果和蔬菜,多吃一些滋补肝肾的食物,避免饮用各种酒类,忌辛辣食物,戒烟。

(2)加强皮肤护理,防止皮肤干燥,洗澡时避免使用碱性肥皂,以防皮损加重,可适当外涂护肤油脂,保持皮肤湿润。

(3)禁止近亲结婚,做好产前检查。

(二)治疗

目前尚无特殊根治疗法,主要是对症治疗,以缓解症状。

1. 全身治疗

对症状较重者可口服异维 A 酸 0.5 mg/kg,每天 1 次,或依曲替酯 0.5 mg/kg,每天 1 次。虽不能根治,但能缓解症状。

2. 局部治疗

以温和、保湿、轻度剥脱、柔润为原则。

(1)增加皮肤水合作用。患者首先行温水浴,使角质层吸收足够的水分,外用 10%~20%尿素软膏、30%鱼肝油软膏、α-羟酸乳剂,每周 2~3 次。

(2)用角质松解剂可改善角化程度、减少鳞屑,与糖皮质激素联合应用可明显增加疗效。常用的药物有 3%~5%水杨酸软膏、0.05%~0.1%维 A 酸霜、40%~60%丙二醇溶液封包过夜,每周 2~3 次。

(3)钙泊三醇软膏外用,每日 3 次,共 12 周,每周最大量 120 g,疗效较好。

第三节 毛周角化病

一、概述

毛周角化病又称毛发苔藓、毛发角化病,是一种以毛囊角化性丘疹伴角质栓为临床特征的慢性角化性皮肤病。

二、病因及发病机制

本病病因尚不十分清楚,目前认为其是一种常染色体显性遗传性皮肤病。在青春期时发病率最高,皮损较明显。有人认为可能与遗传、内分泌异常或代谢障碍等因素有关。

三、临床表现

本病大多开始于儿童期,至青春期发病率最高,以后随年龄增长皮疹可以逐渐消退。皮疹的特点如下:①坚硬的针尖到粟米大小的毛囊性丘疹,互不融合;②毛囊角栓、丘疹顶端有一个灰褐色或灰白色的圆锥状角质栓;③角质栓中可见一个毛发穿出或卷曲在其中;④剥去角质栓后,其顶端留下一个微小的火山口样凹窝,很快此凹窝中又有新的角质栓长出;⑤皮疹不融合,散在分布或群集,类似"鸡皮"外观;⑥毛囊周围常有红斑;⑦主要分布于双上臂外侧及大腿伸侧、前臂、肩胛等部位(图 11-10、图 11-11);⑧常冬重夏轻,一般无自觉症状。

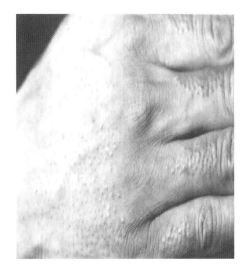

图 11-10　毛周角化病手背皮疹

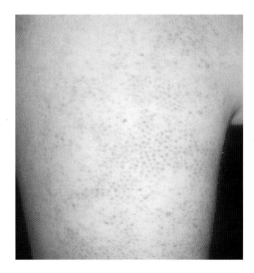

图 11-11　毛周角化病上臂皮疹

四、诊断及鉴别诊断

(一)诊断

本病儿童期起病,皮疹为互不融合的毛囊性丘疹伴有角质栓,其中有毛发贯穿,其形态类似"鸡皮"样外观,冬重夏轻,无自觉症状。再根据组织病理检查示表皮过度角化,毛孔扩大,毛囊口内可见角质栓,有的内含卷曲的毛发,真皮层轻度炎症改变,可确诊。

(二)鉴别诊断

1. 维生素 A 缺乏症

本病又名"蟾皮病",多发于儿童及青少年,表现为干燥而坚实的圆锥形或球形角化性丘疹,较大,类似于蟾蜍的皮,分布于四肢伸侧、背部两侧和臀部。同时可并发眼干燥、夜盲及其他内部器官症状。

2. 鱼鳞病

鱼鳞病是一组以皮肤干燥伴片层鱼鳞状黏着性鳞屑为特征的角化异常性遗传性皮肤病。根据遗传方式及临床表现可分为寻常型银屑病、性联鱼鳞病、板层状鱼鳞病、先天性大疱性鱼鳞病样红皮病等。其中寻常型最常见,常有家族史,在出生时或出生后不久即发病。寒冷干燥季节加重,温暖潮湿季节减轻,类似于中医的"蛇皮癣"。本病好发于四肢伸侧及躯干部,呈对称性分布。皮损表现为干燥粗糙,有细碎鳞屑,边缘游离如鱼鳞;严重者为淡褐色至深褐色菱形或多角形鳞屑,常伴掌跖角化、皮纹明显。有些患者在背部、上臂及股外侧可见针尖大小的毛囊角化性丘疹。患者一般无自觉症状,而且本病病程进展缓慢。

五、防治

(一)预防

(1)避免外用刺激性强和有毒性的药物。

（2）注意日常皮肤养护，以保护皮肤的柔润。

（3）避免日光暴晒患处，注意涂抹防晒油。

（二）治疗

1. 全身治疗

对症状严重者可口服维生素 A、维生素 E 治疗。

2. 局部治疗

可用 10％～20％尿素霜、0.05％～0.1％维 A 酸软膏、20％鱼肝油软膏、3％～5％水杨酸软膏等，还可使用矿泉浴、米糠浴治疗。

第四节　睑　黄　瘤

一、概述

睑黄瘤也称睑黄疣，是黄瘤病的临床表现之一，发生机制为脂质代谢异常，导致脂蛋白在皮肤等组织内的沉积，出现一系列皮肤、肌腱等组织的黄瘤病表现，如结节性黄瘤、发疹性黄瘤、腱黄瘤、扁平黄瘤及睑黄瘤，其中以睑黄瘤最为常见。睑黄瘤是中老年常见的美容问题之一。

二、病因病理

本病属脂质代谢障碍疾病，是由脂质沉着于眼睑周围所致，与内分泌有关，部分患者有家族史。多见于中年妇女，尤其是更年期前后，可发生于有肝胆疾病者，如肝硬化患者，多伴有高脂蛋白血症和/或高胆固醇血症。有学者发现高胆固醇血症中男性 33％、女性 40％均患有本病。

三、临床表现

1. 好发人群

多发生于中年人，女性多于男性，尤其多见于患有肝胆疾病的妇女，也可见于心血管疾病和高胆固醇血症患者。

2. 发生部位

最常发生于上眼睑内眦部，其次是上眼睑外眦部，严重者可于上眼睑呈大片发生，也有偶发于下眼睑者。

3. 皮损表现

皮损为淡黄色或橘黄色斑片或斑块，可为长方形、椭圆形或圆形（图 11-12）。压之不变色，质地软，多对称发生。初发时仅见数毫米淡黄色的斑片，在不知不觉中逐渐扩大成扁平隆起的斑块，持续存在，进行性多发并可融合甚至形成一环绕睑周的黄色圈而呈特征性外观。

4. 美容损害

不难想象，对称地存在于双上睑的黄色斑块明显损害了五官，特别是眼睛的美感，并传递衰老与疾病的信息。

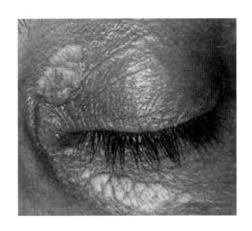

图 11-12　睑黄瘤

四、诊断及鉴别诊断

（一）诊断

皮损好发于上眼睑及下眼睑，尤其是上眼睑内眦部。对称性分布，皮损为黄色或淡黄色、圆形或肾形稍隆起的丘疹，质软、光滑。有时外眦、下眼睑也有，或上、下眼睑病损融合。无自觉症状，发展缓慢，不能自行消退。根据组织病理检查示表皮正常或压迫性变薄，真皮中见泡沫细胞或黄瘤细胞呈群集浸润，常见 Touton 多核巨细胞和胆固醇裂隙，早期损害常混有炎性细胞，消退期以成纤维细胞取代，可确诊。

（二）鉴别诊断

1. 汗管瘤

本病多见于女性，青春期发病或加重。皮损好发于眼睑（尤其是下眼睑）及额部皮肤。皮损为粟粒大、多发性、肤色或淡褐色丘疹，稍稍高出皮肤表面。组织病理学表现为真皮浅层基底样细胞形成的囊腔样结构，腔内含无定形物质。最具特征性的表现是一端呈导管状，另一端为实体条索，形如逗号状或蝌蚪状。

2. 扁平疣

主要见于青少年，多发生在面部，但眼睑非好发部位，除面部外，也可见于手背，为表面光滑，质硬，粉红色、淡黄色、浅褐色或正常肤色的芝麻至黄豆大小的扁平丘疹，散在或成群分布，一般无症状，可自行消失，组织病理可以确诊。

五、防治

（一）预防

（1）注意控制饮食，进食低脂、低胆固醇、低糖饮食。
（2）保持大便通畅，促进胆固醇的排泄。
（3）多吃山楂、芹菜等降血脂食物。
（4）适当进行户外活动。

（二）治疗

仅影响外貌，若无特殊影响可不进行处理，必要时可做激光治疗。对小睑黄瘤用连续 CO_2 激光、半导体激光或超脉冲 CO_2 激光治疗。眼睑皮肤组织薄，治疗时遵循低能量、由浅及深、分次治疗的原则,两次治疗间隔 1 个月以上。如果病灶为上、下眼睑融合,可分次进行治疗,以免损伤过大而产生瘢痕,导致眼部变形。对大的睑黄疣可行手术病灶切除加重睑或手术切除病灶加植皮。

<h1 style="text-align:center">第五节　粟　丘　疹</h1>

一、概述

本病又称白色痤疮或粟丘疹白色苔藓,为起源于皮肤表皮或附属器上皮的良性肿物或潴留性囊肿。

二、病因及发病机制

本病可发生于任何年龄、性别,部分有家族史,与遗传因素、炎症和汗管受损有关。可分为原发性及继发性两种:前者可见于新生儿,由未发育的皮脂腺或毳毛漏斗部下端的上皮所形成,可自行消退;后者见于皮肤磨削手术或其他外伤以后,或与表皮下大疱性皮肤病如大疱性类天疱疮、大疱性表皮松解症、迟发性皮肤卟啉病、硬化萎缩性苔藓等并发。由于面部表皮的损伤、炎症,还可导致汗腺受损或皮脂腺口堵塞所形成的潴留性囊肿。

三、临床表现

单个皮损为乳白或黄白色针头至米粒大小的坚实性球形丘疹,表面光滑,很少超过数毫米,数目常较多,触之坚实,无自觉症状(图 11-13)。如用针挑刺,可有皮脂样物质排出,故与表皮囊肿不同,个别损害可有钙盐沉积。

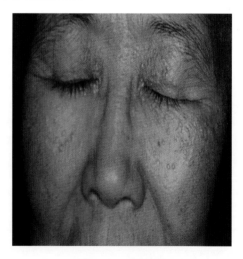

图 11-13　粟丘疹

四、诊断及鉴别诊断

(一)诊断

本病多见于女性。原发性粟丘疹好发于眼睑、颊及额部。在成年人也可发生于生殖器,在婴儿通常限于眼睑及颞部。继发性粟丘疹多位于耳郭、手背、前臂及外伤皮损处。皮损呈乳白色或黄色,为针头至米粒大的坚实丘疹,顶尖圆,上覆以极薄表皮,无自觉症状。如用针挑刺,可有皮脂样物排出。根据组织病理检查示原发性粟丘疹起源于毛囊漏斗的最下部,在真皮内见小囊肿,组织结构与表皮囊肿相似,但形态较小。继发性粟丘疹可从任何上皮结构发生,如毛囊、汗腺导管、皮脂腺导管,而水疱后继发的粟丘疹都来源于小汗腺导管,其底部常可见有汗腺导管穿入囊壁,可确诊。

（二）鉴别诊断

1. 汗管瘤

汗管瘤又称汗管囊腺瘤,好发于青年女性,常有家族史,病损好发于两下眼睑,为皮色、淡黄色或褐色的扁平丘疹,直径 1～3 mm,质地坚实,可群集但不融合,常对称分布,挤压无坚实的白色角质样球形颗粒。

2. 扁平疣

扁平疣又称青年扁平疣,为青少年常见的病毒性赘生物,损害好发于颜面、手背、前臂等部位,为扁平丘疹,表面光滑,质硬,为浅褐色或正常皮肤色,数目较多,散在,呈对称性。可有自愈性,但自愈后仍可复发。

五、防治

（一）预防

（1）保持室内的卫生,尤其是应该做好消灭臭虫、跳蚤、蚊子等工作。

（2）注意饮食,在饮食上应该注意选择清淡的食物,避免吃酸、辣等刺激性的食物。

（3）调畅情志,保持心情舒畅,本病无自觉症状,亦不影响健康。

（二）治疗

本病为良性病变,一般无自觉症状,通常不需治疗。如有美观需要时局部以 75% 酒精消毒,用针头挑破丘疹表面的皮肤,再挑出白色颗粒即可。

第六节　毛细血管扩张症

一、概述

毛细血管扩张症是指近皮肤或黏膜表面的微循环、毛细血管和微动脉呈持久的细丝状、星状或网状扩张,可限于某一部位,也可泛发。

二、病因病理

本病病因不明确,遗传性毛细血管扩张症为常染色体显性遗传性疾病,可能有弹力纤维先天性缺陷,且有家族性血管异常。体力劳动、外伤等外因也可诱发。继发性毛细血管扩张症多由某种因素造成血管运动障碍所引起,也可继发于小血管或中等血管的循环障碍。

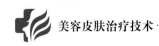

三、临床表现

1. 原发性毛细血管扩张症

（1）先天性皮肤大理石样毛细血管扩张症：多见于女性儿童，随年龄增长有自然消退倾向。皮损好发于头颈部，有时可扩展至胸部，浅静脉呈持久性扩张，伴有毛细血管扩张，皮肤呈大理石样外观。静脉扩张后可继续坏死溃疡，愈后遗留萎缩性瘢痕。病因尚不明确。

（2）遗传性出血性毛细血管扩张症：属遗传性全身血管异常性疾病。表现为皮肤和黏膜多发性簇状毛细血管扩张，常伴鼻出血和便血，某些内脏如胃肠和肝脏也有毛细血管扩张。皮损一般 30～40 岁开始出现。黏膜损害如顽固性鼻出血等多出现于儿童期。

（3）腿部毛细血管扩张：病因不明，常发生于中年妇女。主要发生于小腿部，皮损常表现为大面积的小静脉和毛细血管扩张，呈线状排列。少数可侵犯眼结膜和口腔黏膜。

（4）共济失调性毛细血管扩张症：是一组多系统受累的常染色体隐性遗传性疾病。主要临床特征为小脑共济症状及面部皮肤、眼球结膜毛细血管扩张；患儿对电离辐射敏感，T 细胞功能缺陷，易发生反复的呼吸道感染。毛细血管扩张最早发生于球结膜，发生年龄 1～6 岁。随年龄增加，毛细血管扩张更加明显并出现于其他部位，如鼻侧部、耳、前臂后侧及腿弯部和手足背部。常伴有共济失调和反复感染。

2. 继发性毛细血管扩张症

毛细血管扩张可作为皮肤病的一个重要甚至是唯一的表现，常见的皮肤病有酒渣鼻、持久性日光暴晒、局限性硬皮病、长期外用糖皮质激素、不正确的美容"换肤"术后、放射性皮炎、慢性盘状红斑狼疮、肿瘤等。

四、诊断及鉴别诊断

（一）诊断

根据病史及临床表现通常不难诊断，应区分是原发性还是继发性，继发性者应明确原发病及诱因。在皮肤或黏膜上出现红色或紫红色斑状、点状、线状、星芒状、树枝状或乱发状损害。分布可为局限性或广泛性，或与血管神经相一致，或呈一侧性，常见于面部、股外侧、足背及躯干等。大多数以玻片压之褪色，移去玻片后恢复原色。多无自觉症状，偶有灼热感或刺痛感，无出血倾向。组织病理检查示真皮可见扩张的、不规则的薄壁毛细血管和静脉。在皮肤毛细血管扩张区，可见真皮乳头层及乳头下有管壁较薄的扩张毛细血管，表皮菲薄，可确诊。

（二）鉴别诊断

1. 蜘蛛痣

可为先天性也可为获得性。前者多见于小儿，后者多见于肝病及妊娠期妇女。病变中央为一条上行小动脉，动脉上行至表皮下扩大成薄壁的壶腹，纤细的动脉分支以此为中心向四周放射，再分为许多毛细血管，动脉管壁为平滑肌，有时在内皮细胞和内弹力膜之间可含有红细胞。

2. 草莓状毛细血管瘤

少部分患儿出生时即表现为大小不等的圆形或椭圆形、由散在红斑点融合或不完全融合而成的斑块，不高出或略高出皮面。表面稍粗糙，而大部分仅为极小的小红点，扩大并互相融合成块,常高出皮肤 3～4 mm,鲜红色,表面呈颗粒状,类似草莓样而得名。能自行消退,常在1～4 岁间消退。

五、预治

(一) 预防

(1) 避免使用能引起血容量增加、血压增高及血管扩张的药物。
(2) 避免烟酒刺激,忌食辛辣刺激性食物。
(3) 防治便秘,同时补充多种维生素和微量元素。保持充足睡眠,注意劳逸结合。

(二) 治疗

首先找到病因,进行针对性防治。对血管神经性紊乱者,可锻炼血管对外界刺激的耐受能力,用热毛巾和冷毛巾交替敷患处,先热后冷,如此锻炼皮肤,使皮肤恢复对温度的快速反应,并可兼施面膜、倒膜,改善血液循环,配以收敛化妆水,使毛孔收缩。经久不退者,可采用激光、冷冻等物理治疗。

第七节 血 管 瘤

一、概述

皮肤血管瘤是先天性毛细血管增生扩张的良性肿瘤或血管畸形,多数在出生时或出生后不久发生,少数在儿童期或成人期开始发病。随年龄而增大,到成年停止发展。多数侵犯头、颈部皮肤,但黏膜、肝脏、下肢和肌肉等处也可发生。婴儿期血管瘤增长迅速,以后逐渐停止生长,有时会自行消退。临床可分为鲜红斑痣、海绵状血管瘤、草莓状血管瘤及混合型血管瘤四型。

二、病因病理

血管瘤起源于中胚层残余的胚胎成血管细胞,在一定因素刺激下,不断增生而形成先天性良性肿瘤,或由血管壁扩张的动脉与静脉直接吻合而形成血管畸形。

三、临床表现

1. 鲜红斑痣

多见于颜面部皮肤,口腔黏膜较少,是由大量错杂交织的扩张的毛细血管构成,皮损为淡红色至深红色斑片,边缘不规则,但界限清楚,表面光滑,压之褪色(图 11-14)。有时表面出现小结节状增生,多发生于枕部、颈部、额部、颊部及肢体一侧。常伴发其他血管畸形,如软脑膜蛛网膜样鲜红斑痣或肥厚性血管扩张综合征,亦可发生结膜、虹膜或脉络膜血管瘤。

2. 海绵状血管瘤

由衬有内皮细胞的无数血窦所组成。血窦的大小形状不一,如海绵结构,因而得名(图11-15)。窦腔内充满静脉血,并且彼此交通。有时窦腔内血液凝固而形成血栓,血栓可钙化为静脉石。多在出生时或出生后不久发生,好发于头面、四肢、口鼻及外阴黏膜,并可累及骨、肝、肌肉等脏器。损害为暗红或青紫色隆起性皮下肿块,质软,易于压缩,形状不规则,大小不等,触之柔软似海绵样,压之缩小,去压后恢复,增大时可破溃或继发感染。有时海绵状血管瘤与毛细血管瘤同时存在,彼此掺杂而形成混合型血管瘤。

3. 草莓状血管瘤

主要由血管壁显著扩张的动脉与静脉直接吻合而成,是一种迂回、弯曲、极不规则而有搏动性的血管瘤,又称先天性动静脉瘘。草莓状血管瘤一般在出生后数周出现,增大较快,90%以上的患儿可在 7 岁之前自行消退。皮损鲜红色,呈半球形的丘疹或小结节,界限清楚,呈柔软分叶状,形似草莓。大小不等,直径通常≥1 cm,偶见整个肢体受累者;广泛皮损的深部,常伴发海绵状血管瘤。

4. 混合型血管瘤

两种类型的血管瘤同时存在,但常以一种为主(图 11-16)。

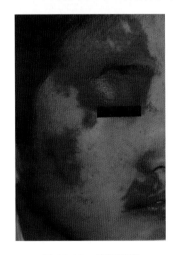
图 11-14　鲜红斑痣

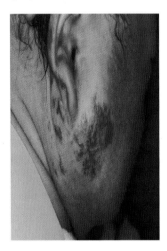
图 11-15　海绵状血管瘤

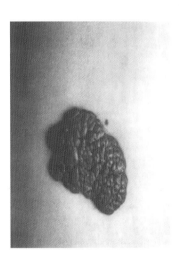
图 11-16　混合型血管瘤

四、诊断及鉴别诊断

(一) 诊断

多见于儿童,很多在出生时即可发现。好发于面、颈部,四肢躯干较少,位于皮肤内,不侵入皮下组织。局限性血管瘤称草莓痣,最为常见。呈现单个鲜红色或暗红色病变,直径数毫米至 2～3 cm,边界清楚,压之不褪色,有的在 5 岁内可自行消退。广泛性血管瘤称葡萄酒色斑痣,呈大片鲜红或暗紫斑片,压之褪色,成年后一般不扩大或消退,组织病理检查示真皮全层甚至皮下组织内毛细血管增生,内皮细胞增生,有时核分裂象正常。陈旧性损害内毛细血管扩张,内皮细胞扁平,最后纤维化。对血管瘤不进行活检,不盲目穿刺或探查,否则有引起大出血的危险,根据以上特征可确诊。

(二) 鉴别诊断

1. 红色素痣

红色素痣是局部皮肤的色素异常所致,指压时不褪色。而葡萄酒色斑痣用手指压迫时褪色,解除压迫后,血液立即充盈,恢复原来的形状和大小。

2. 化脓性肉芽肿

化脓性肉芽肿是在外伤感染的基础上发生的毛细血管增生扩张,呈鲜红色,表面糜烂,有脓性渗出物,触之易出血。

五、防治

(一) 预防

(1) 注意不要摩擦、针刺、挤压血管瘤,以防感染、出血。

(2) 面部血管瘤的患者,勿用香皂等碱性较强的洁肤用品。

(3) 少吃辛辣食物,戒烟限酒。

(二) 治疗

由于血管瘤类型、发病年龄、发生部位的不同,治疗上有一定的差异。治疗时应全面考虑上述因素。目前常见的西医治疗以局部治疗为主,常用方法有外科切除、放射治疗、低温治疗、激光治疗、注射硬化剂等,一般多采用综合疗法。对婴幼儿的血管瘤可考虑暂时观察,有少数患者能自行消失;如生长迅速时,应及时手术切除。放射治疗效果尚不能肯定,且有致癌的可能,已很少应用。另外,对某些大的混合型血管瘤的治疗问题尚未完全解决,也可结合中医治疗。

1. 鲜红斑痣

多发者和发生于前额一侧或枕部者很少自然消退。可采用放射性同位素^{32}P或^{90}Sr于患处贴敷,早期治疗效果尚好。近期研究发现 VP 532 nm 或 585 nm 脉冲激光治疗可获得明显疗效。

2. 海绵状血管瘤

常用硬化剂局部注射,如鱼肝油酸钠局部注射,每2周1次,共5～10次可见效。注意剂量要适当,一般鱼肝油酸钠1次不超过5 mL,以免造成局部坏死。对于较小的损害可采用手术切除,但有时会出现复发。

3. 草莓状血管瘤

绝大多数均可自行消退,不必治疗。对长期不消退或生长很快、损害较大者,可采用 X 线照射、CO_2 激光治疗,但应注意出现瘢痕等副作用。

参考文献

CANKAOWENXIAN

[1] 张其亮.美容皮肤科学[M].北京:人民卫生出版社,2003.

[2] 边二堂.美容皮肤治疗技术[M].北京:人民卫生出版社,2013.

[3] 田静.美容皮肤科学[M].北京:中国中医药出版社,2006.

[4] 张学军.皮肤性病学[M].8版.北京:人民卫生出版社,2013.

[5] 陈丽娟.美容皮肤科学[M].北京:人民卫生出版社,2014.

[6] 何黎.美容皮肤病学[M].北京:科学出版社,2014.

[7] 雷万军,崔磊.皮肤美容学基础与应用[M].北京:中国中医药出版社,2013.

[8] 张信江.美容皮肤科学[M].贵阳:贵州科技出版社,2003.

[9] 黄瑾.美容皮肤科学[M].沈阳:辽宁大学出版社,2000.

[10] 温树田.美容皮肤科基础[M].北京:高等教育出版社,2006.

[11] 刘玮.皮肤光老化[J].临床皮肤科杂志,2003,32(7):424-426.